Todavía existe gente que piensa que practicar walking es para quienes no pueden hacer footing por problemas de salud. Nada más lejos de la realidad. En la tierra del fitness, América, los practicantes del walking, los walkes, han superado en número a los del jogging. El walking es el nuevo deporte de moda, puesto que el caminar rápido es idóneo para la figura, nos pone en forma y cuida las articulaciones. Todos los músculos se ponen en marcha y, por tanto, se queman más calorías que corriendo. Y encima nos pone de buen humor. ¡A caminar!

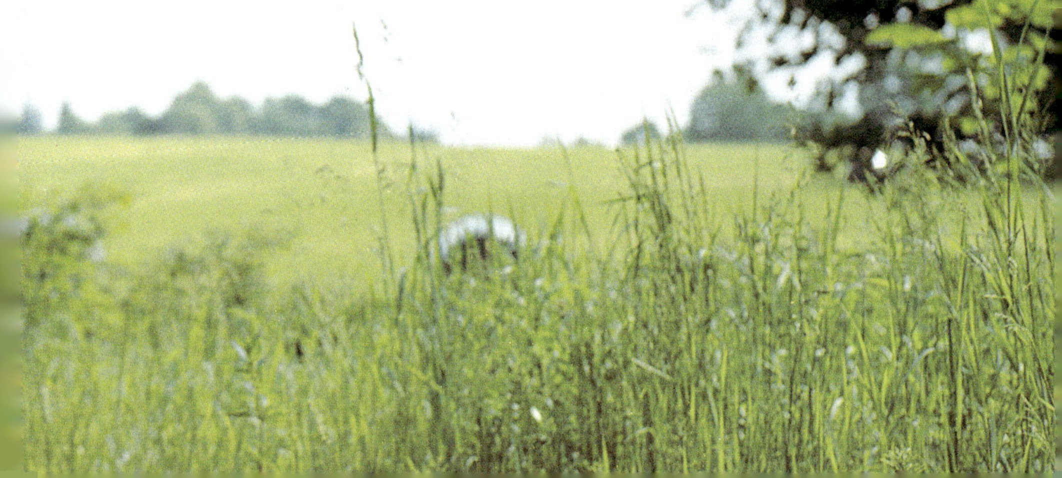

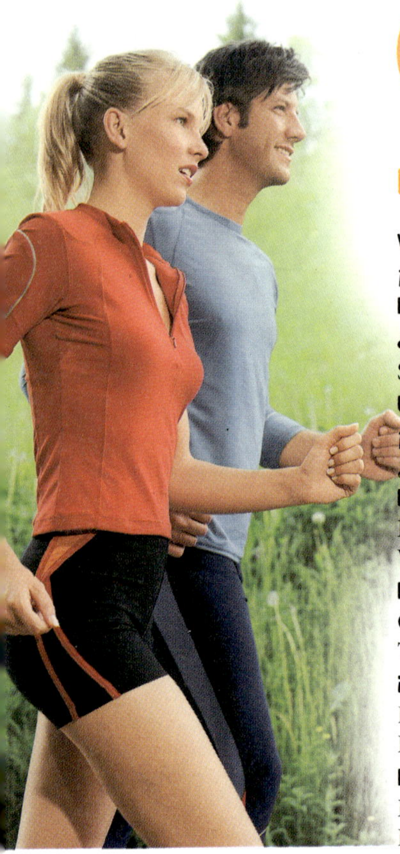

Contenido

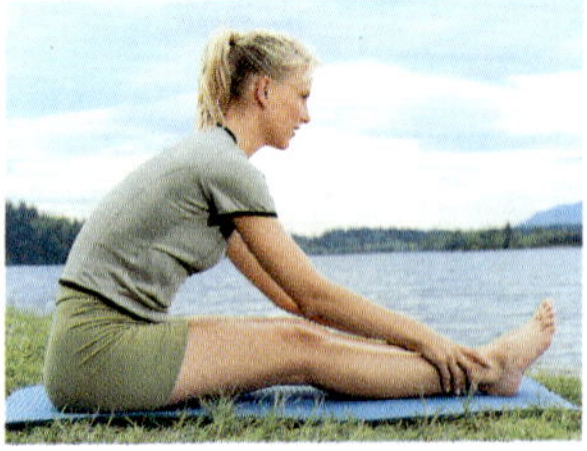

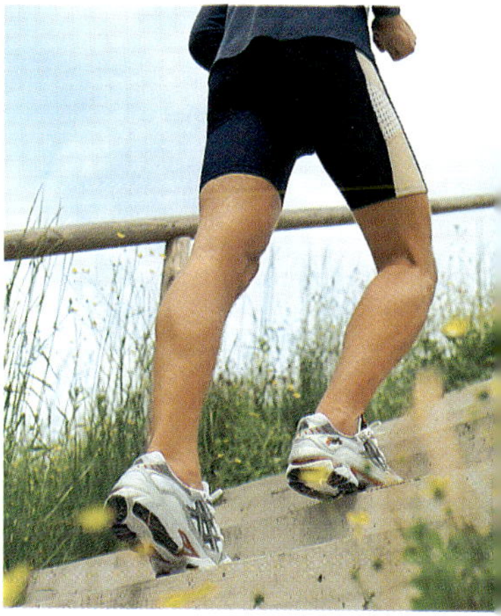

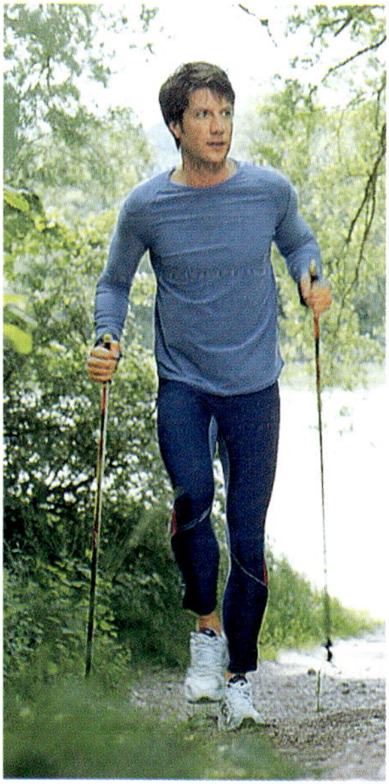

Las bases del walking

Cómo practicarlo

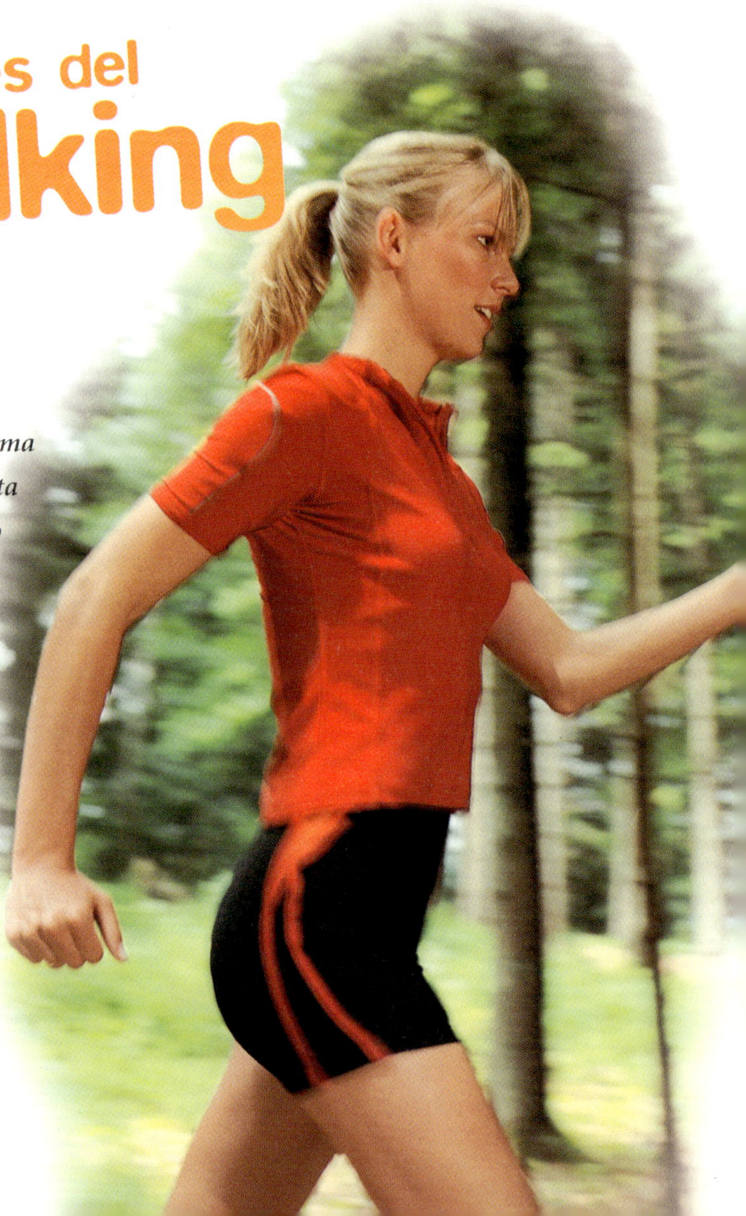

Desde su nivel de forma física hasta la correcta respiración, pasando por la indumentaria adecuada: hay algunas cosas que debe saber, antes de echarse a caminar. Y cómo se consigue todo esto lo averiguará a continuación.

Walking en vez de jogging

Una buena noticia para todos los que nunca se interesaron por los deportes en los que se suda mucho:

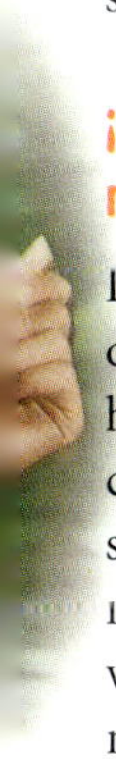

¡Cuanto menos, mejor!

La época de matarse haciendo deporte pasó. Nada de correr hasta desvanecerse, sino hacerlo con tranquilidad. Incluso los corredores más apasionados han reducido alguna vez su ritmo para no extenuarse. Además, al correr se sobrecargan ligamentos, articulaciones y tendones, con lo que hay un elevado riesgo de lesión. Las típicas molestias de los que corren son tobillos torcidos, dolores en las rodillas, ligamentos forzados y talones inflamados.

El walking es la alternativa más sana y agradable. Y es que el walking es, en realidad, el movimiento natural del ser humano.

Necesidad de acostumbrarse

Hay muchos que dicen que haciendo walking todo el mundo nos mira. A menudo se confunde con la marcha olímpica, cuyo movimiento sí que es más llamativo. Los americanos se han ido acostumbrando a ver esta modalidad. Allí consideran que correr es demasiado duro y andar (más lento que el walking) es demasiado aburrido.

Dejarse llevar

Pronto el walking nos enseñará que el que lo practica asiduamente puede alcanzar una gran velocidad. Incluso al llevar un ritmo más ligero, el caminante normal soporta poco más que su peso sobre el suelo, ya que siempre tiene un pie apoyado. El corredor, por el contrario, se eleva con cada paso y se ha comprobado que cae en el suelo con desde tres a cuatro veces su peso corporal. No es de extrañar que las articulaciones de caderas, rodillas y pies se carguen demasiado.

truco:

Todo el mundo puede practicarlo. El walking es el mejor deporte de mantenimiento para cualquiera que esté empezando a recuperarse de un traumatismo o de una sobrecarga. Es poco cansado, o sea que los vagos empedernidos pueden calentar un poco con él. Pero uno no puede hacerse serios propósitos, sino solamente tener la intención y las ganas de hacer un poco de bien a su cuerpo.

660 músculos se ponen en marcha

El walking es una forma de andar más dinámica. Aún a bajo nivel, uno va más rápido que caminando. El ritmo va aumentando a voluntad.
Con un caminar rápido acompañado de brazos se utilizan casi todos los 206 huesos y los

660 músculos. De esta manera, se está en forma y sano. Y no sólo se combaten muchas enfermedades, como problemas del corazón y de la circulación, la osteoporosis e infecciones en el sentido más amplio, sino que además se pierde peso.

¡A quemar grasas!

Más delgado paso a paso: al caminar dejamos atrás los kilos de más, y de forma duradera, puesto que el metabolismo aprende a trabajar más rápido. Con el walking, el secreto de adelgazar no reside únicamente en un elevado consumo de calorías.

Con un movimiento reforzado, se usará energía adicional. Aunque es importante de dónde vienen estas energías.

- Con movimientos más cortos, el cuerpo echa mano de los carbohidratos sobre todo, y luego quema las reservas de grasa.

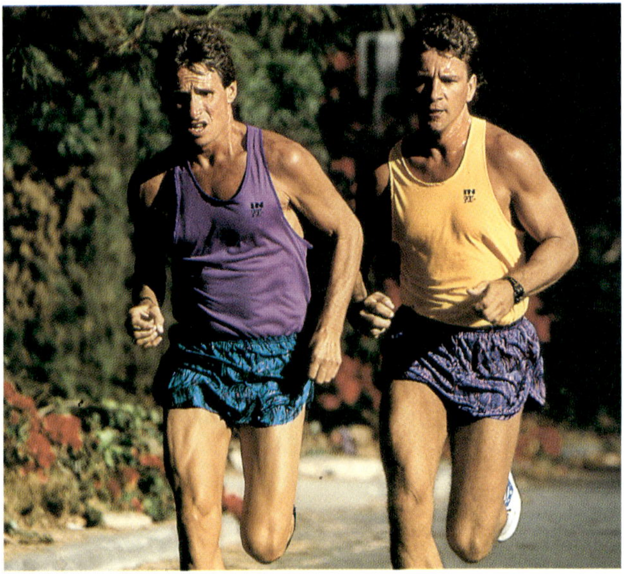

Esforzarse demasiado hasta agotarse por completo no es beneficioso. No estaremos más sanos ni tampoco más delgados.

- Hay que controlar el pulso. Si queremos quemar muchas grasas, entonces tenemos que correr más lentos. Cuando entrenamos de forma anaeróbica, sin aire, consumimos hidratos de carbono en vez de lípidos.

¿Aeróbico o anaeróbico?

Quien entrena fuerte, como haciendo jogging, lo hace de forma anaeróbica. El organismo se encuentra en déficit de oxígeno y no quema las grasas, sino sólo carbohidratos en forma de glucosa. Para eliminar grasas, el cuerpo necesita una cantidad suficiente de oxígeno. Éste se puede obtener sólo si llevamos un ritmo moderado. Por eso, se dice que el walking es una actividad aeróbica (del griego *aer*, oxígeno).

Buenas razones para convertirse en un *caminante*

FITNESS PARA TODOS
Nada de esfuerzos ni excesivos ni demasiado exigentes para el cuerpo, en cualquier lugar y momento. El walking, aparte de sus efectos secundarios beneficiosos, tiene las características del deporte ideal para cualquier edad y nivel.

DISMINUIR KILOS DE MÁS
Tras un periodo largo de tiempo, nuestro organismo nos pedirá que las acumulaciones de grasa del cuerpo se eliminen. Se ha demostrado que el porcentaje de grasa corporal va disminuyendo.

ACTITUD POSITIVA
El andar normal lo convertiremos en una actividad consciente. Incluso en el día a día notaremos que nos movemos de otra manera: erguidos, rápidos, con pasos firmes y brazos relajados. Y eso emana fuerza y energía.

ENTRENAMIENTO PARA LOS MÚSCULOS MÁS IMPORTANTES
La musculatura del trasero y las piernas trabajarán intensivamente. Las caderas les acompañarán; igualmente, se fortalecen el pecho y los brazos. Y, en general, el cuerpo gana flexibilidad.

Jürgen Decrusch es considerado un profesional del fitness. Diplomado como profesor deportivo y entrenador personal, es el especialista asesor de este libro (consulte más acerca de él en la página 48). Al ritmo del walking, sus clientes alcanzan una buena forma, y él sabe que es lo mejor. Los kilos y el estrés se apartan de su camino.

BIENESTAR MENTAL
Cuando corremos, el cerebro se inunda de oxígeno, por así decirlo. Esto despeja la cabeza. La capacidad mental se duplica. Además, se produce la hormona de la creatividad ACTH, la hormona adrenocorticotropa.

MAYOR RENDIMIENTO Y RESISTENCIA
A medida que aumentamos la capacidad de oxigenarnos, mejoramos el rendimiento: no nos fatigamos tan pronto y combatimos más eficazmente el estrés, porque el sistema nervioso vegetativo se activa y se generan menos hormonas del estrés.

EJERCICIO PARA EL CORAZÓN Y LA CIRCULACIÓN
Un corazón entrenado tiene que latir con menor frecuencia. Esto hace que bombee más sangre. Y con una mejorada actividad cardiaca disminuye el peligro de infarto y se regula una presión sanguínea alta.

PROTECCIÓN CONTRA LA OSTEOPOROSIS
A partir de los 40, cada año disminuye la masa ósea entre en 0,5 y 1,5 por 100. El walking frena esta degeneración; es más, apoya la regeneración ósea, ya que el calcio reconstituyente, obtenido de los alimentos, sólo se puede aprovechar si se activan los huesos regularmente.

PODER PARA EL SISTEMA INMUNOLÓGICO
Las defensas del organismo están siempre en una guerra constante contra bacterias y virus. La falta de ejercicio debilita nuestro sistema inmunulógico. Gracias al ejercicio aeróbico se eleva el número de células inmunológicas, y las defensas del organismo actúan con más de un 30 por 100 de efectividad que en quienes no practican deporte.

¿En forma para andar?

Su revisión personal de salud

Con los tres ejercicios siguientes se puede establecer qué tal está de forma y qué programa de ejercicio (a partir de la página 34) puede desarrollar.

➤ La interpretación de la prueba es sencilla: sólo tiene que marcar *a*, *b* o *c*. La letra que haya aparecido más veces le dirá en qué estado de salud se encuentra.

Para el primer ejercicio necesita un reloj con cronómetro, porque depende del tiempo. Y ahora, ánimo.

1. Fuerza

➤ Descalzo, apoye la espalda contra una pared o un árbol. Abra las piernas a la altura de los hombros. Ahora deslícese hacia abajo con la espalda en la pared o en el árbol hasta que tenga los muslos en horizontal. Ponga los pies lo más delante que pueda hasta que la pierna se convierta en un ángulo recto. El objetivo del ejercicio es aguantar el máximo tiempo posible. La espalda no se despega de la pared.

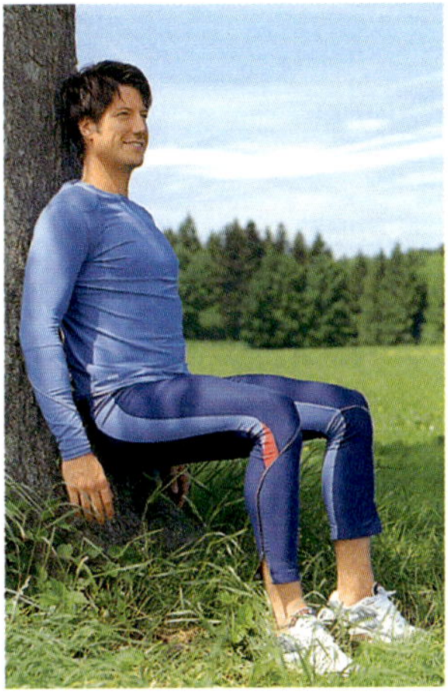

Prueba de fuerza con la espalda apoyada contra la pared o contra un árbol: ¿cuánto tiempo puede aguantar así?

¿Cuánto tiempo ha aguantado?

a. hasta 20 segundos
b. hasta 40 segundos
c. 1 minuto o más

2. Condición física

➤ Ahora lo que tiene que hacer es subir escalones. Suba a pie hasta un sexto piso (unos cien escalones). Utilice deportivas para la prueba. Antes de empezar, mídase el pulso y anote cuántas veces late su corazón por minuto. Suba las escaleras a un ritmo moderado y constante. Una vez arriba, mida el pulso de nuevo.

¿Cuánto ha aumentado su pulso?

a. Durante el ejercicio, ha tenido que hacer una pausa, porque estaba sin aliento. El corazón le late más de cincuenta veces más por minuto.

b. Ha conseguido llegar arriba sin pararse, pero la respiración le va más rápida y el pulso le ha subido entre 40 y 50.

c. Ha llegado arriba sin problema. El pulso y la respiración han aumentado sólo un poco. Cuenta con 30 pulsaciones de más como máximo.

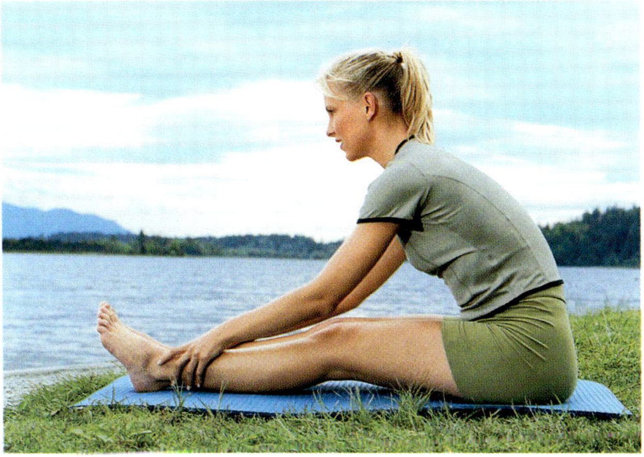

Prueba de flexibilidad: ¿qué elasticidad tienen piernas y espalda?

3. Flexibilidad

➤ Siéntese en el suelo, con las piernas estiradas. Los pies debe mantenerlos con los tobillos en el suelo y las rodillas estiradas. Entonces, incline el tronco, procurando no doblar la espalda, todo lo que pueda hacia delante, hasta que toque los pies con las manos y la punta de la nariz esté cerca de las rodillas. Hágalo lentamente y sin impulso. Procure mantener la máxima inclinación al menos diez segundos, antes de dejar la postura.

¿Hasta dónde llegaron las puntas de los dedos?

a. Le costó tocar los talones, sin poder siquiera mantener la posición y tirándole de espalda y piernas.

b. Las puntas de los dedos lograron llegar hasta las articulaciones del pie, pero no ha podido mantener la postura los diez segundos.

c. Sin dificultad, ha rodeado la punta de los pies y ha llevado a cabo la inclinación.

El resultado de las pruebas

Una mayoría de a: significa que su forma física no está en las mejores condiciones. Ya es hora de que vaya haciendo algo por su cuerpo y su salud. Empiece con el programa básico corto para principiantes (página 36).

Una mayoría de b: constata una condición física satisfactoria. Sin embargo, no se duerma en los laureles, e intente seguir mejorando. Irá viendo que el deporte le resulta cada vez más agradable. Pruebe el programa de walking para ponerse en forma (página 38).

Una mayoría de c: ¡enhorabuena! Está siguiendo el camino correcto para convertirse en un profesional del fitness. Su cuerpo está de bien a muy bien entrenado. Con el walking, puede exigirse objetivos de gran nivel. Lo ideal sería que siguiera un entrenamiento en zonas accidentadas con el programa de resistencia (página 40).

Un buen calzado

para no dar un mal paso

Con el calzado no sea tacaño. Unas buenas zapatillas para andar o correr aportan estabilidad y amortiguación al pie. Con zapatillas normales no sólo echa a perder la gracia del ejercicio, sino también su salud.

¡Sin zapatillas no corra!

Al fin y al cabo, nadie va a subir montañas con tacones ni en bicicleta con aletas. Para cada deporte hay un calzado que responde a las exigencias de su práctica. De lo contrario, no se sorprenda de las dolorosas consecuencias.

Cuando corra, ya sea más o menos rápido, las características principales de las zapatillas deben ser su estabilidad y su forma.

consejo:

¿QUÉ ME PONGO?

- No se requiere una indumentaria especial. Lo principal es ir cómodo, sin nada demasiado estrecho.
- Las prendas de algodón resistentes son ideales. Es recomendable llevar varias capas finas que se puedan quitar mientras practicamos y atarlas a la cintura.
- Con lluvia utilice un impermeable ligero, que permita la transpiración y que lleve capucha.

Depende del trabajo

Al contrario que con los zapatos de calle, que van dando de sí, las zapatillas deben venirnos perfectamente desde el principio. Es, por tanto, decisivo un calzado que se ajuste a la anatomía del pie. Por ello no todos los modelos se adaptan igual de bien a nuestro pie. Las mujeres necesitan modelos especiales. Así que merece la pena, cuando vamos a comprar las zapatillas, pedirle consejo a un experto. Pruebe, al menos, un par de modelos de marcas diferentes, y notará la diferencia.

Libertad para los pies

Los dedos de los pies necesitan, como mínimo, un centímetro de espacio, ya que se extienden hacia delante cuando corremos. Aparte, el pie se hincha con el tiempo. Si se golpea la punta de los pies, éstos se contraen, y aparecen ampollas y cúmulos de sangre bajo las uñas. Deje que los pies se aireen con un material estable como el nailon, para que sus pasos sean más fáciles. Como el cuero es muy resistente, además de elástico y fuerte, muchas zapatillas están hechas de ambos materiales. Para garantizar una mayor seguridad, la puntera y el talón deben estar reforzados.

Caminar por las nubes

Los ingeniosos sistemas de suelas con cámaras de aire o las plantillas cóncavas proporcionan una amortiguación óptima. Gracias a estas innovaciones, vamos como flotando. Más importante es que la suela sea lo suficientemente flexible para que podamos doblar bien el pie. La falta de elasticidad del calzado se ve cuando lo retorcemos.

Variante de la zapatilla de walking

Para el walker normal, son suficientes unas buenas zapatillas. No obstante, quien haga largos recorridos tiene que usar zapatillas especiales. La suela está ligeramente inclinada en el talón. Así se protege éste al apoyar el pie.

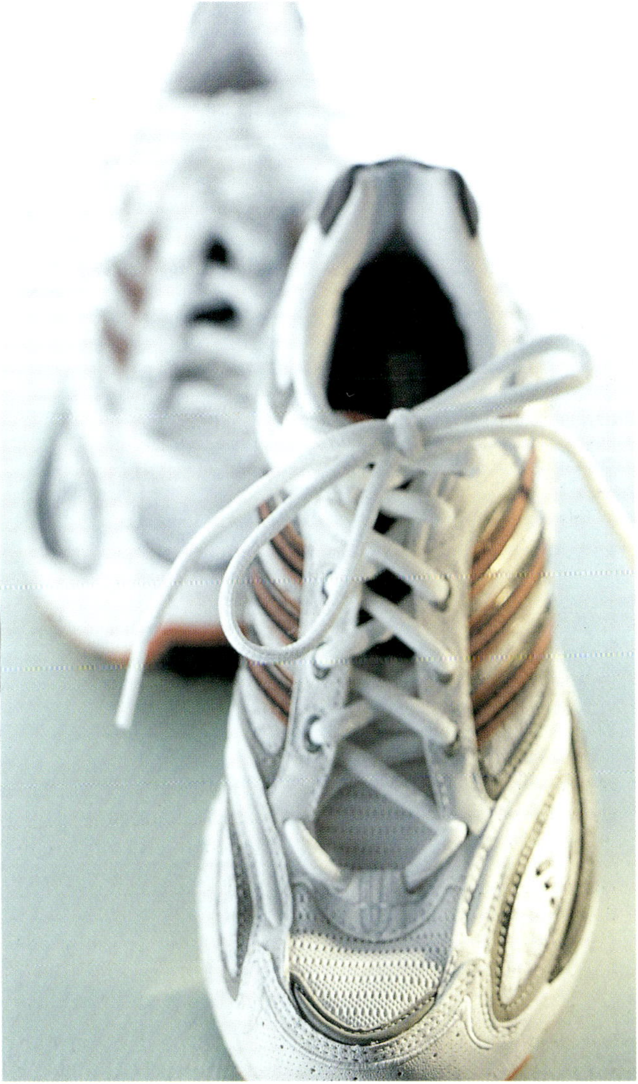

Paso a paso con las zapatillas adecuadas.

Escuche su corazón

info:

LA FÓRMULA DEL ÉXITO

Los médicos deportivos han desarrollado una fórmula con la que se puede calcular el pulso óptimo de cada persona cuando entrena. Esta regla funciona tanto para hombres como para mujeres. Consisten:

- 220 pulsaciones menos la edad dan la frecuencia máxima.
- Si a esta cifra le restamos un tercio, tendremos las pulsaciones por minuto (60 a 70 por 100), con las que nos encontraremos en la franja idónea para el power walking. También se le llama la franja "aeróbica" (página 6).

Ejemplo: Si tiene 30 años, tiene un pulso máximo de 220 menos 30 = 190. De ahí, el 60-70 por 100 resulta en una frecuencia de entrenamiento óptima de 115-135 pulsaciones por minuto.

El pulso de entrenamiento idóneo

Normalmente, un corazón sano late, en reposo, de 60 a 80 veces por minuto y bombea hasta siete litros de sangre por las venas. Quien hace deporte, en seguida nota cómo se le acelera el corazón. Pero también a la circulación y a los pulmones se les exige más. La frecuencia de pulso sube porque los músculos están trabajando y entonces necesitan mucho oxígeno. Se dice que el pulso es un instrumento de medición para calibrar en cada momento la intensidad de los ejercicios.

Si se pasa, lo lamentará

Lo máximo a que debe llegar el pulso, incluso con el walking, es a 180 pulsaciones por minuto. Sin embargo, esto no es deseable, ya que está pasando los límites y puede derivar a la larga en cansancio y pérdida de concentración.

Confíe en su cuerpo

Un signo claro de que va demasiado rápido es que la respiración sea justa y que no pueda conversar fluidamente. Para hacer algo bueno por su salud y para eliminar más lípidos, el ritmo que lleve es fundamental. La ideal es que no esté ni relajado ni agobiado. Con el tiempo irá notando una sensación muy agradable. Al principio hay que ir contando las pulsaciones e ir calculando mientras corremos.

Irá a mejor

Si entrena regularmente, sentirá el efecto también en el pulso. Incluso cuando llevemos un ritmo más veloz, la frecuencia seguirá inamovible. Una señal de que estamos en mejor forma física.

Variantes de medida

Eche mano de esto

➤ Medir el pulso en la muñeca, como hacen los médicos, es el método más sencillo. Ponga los dedos índice y anular de la mano derecha sobre las venas de la muñeca izquierda. Con el pulgar apoyado, mire a ver si nota una ligera presión en esa zona. Así medirá el pulso. Utilice un reloj con segundero. Cuando encuentre el pulso, mire al reloj y cuente las pulsaciones durante 30 segundos. Multiplíquelas por 2 y obtendrá su pulso en ese momento.

Parada de revisión

En el walking se recomienda, sobre todo en las primeras semanas, tomarse el pulso mientras se practica. Si se toma manualmente, entonces hay que pararse, ya que resulta casi imposible notar el pulso y contarlo. Si el valor obtenido es demasiado alto, espere a que el pulso se normalice de nuevo. Si es demasiado bajo, aumente un poco el ritmo.

Un pulso al tiempo

- Con un reloj con medidor de pulso, se calcula la frecuencia ideal más rápido y de forma segura. Para los principiantes, un modelo estándar es suficiente. Se pone la punta de los dedos sobre el sensor del reloj y el valor del pulso aparece en la pantalla unos 10 segundos después.

- Incluso mejores son los medidores de frecuencia cardiaca de algunos relojes y fajas, pues sus datos son de gran precisión. Hay fajas con emisora incluida: se abrocha alrededor del pecho, registra los latidos y envía la señal al reloj que tenemos en la muñeca, que muestra ese valor. Con algunos relojes se pueden establecer los límites y entonces nos avisan si vamos demasiado veloces o lentos.

- Lo más preciso son los aparatos con minicomputadoras. Dependiendo de la forma física y de cómo nos encontremos ese día, se determina cada vez que entrenamos el pulso ideal y nos controla durante el entrenamiento.

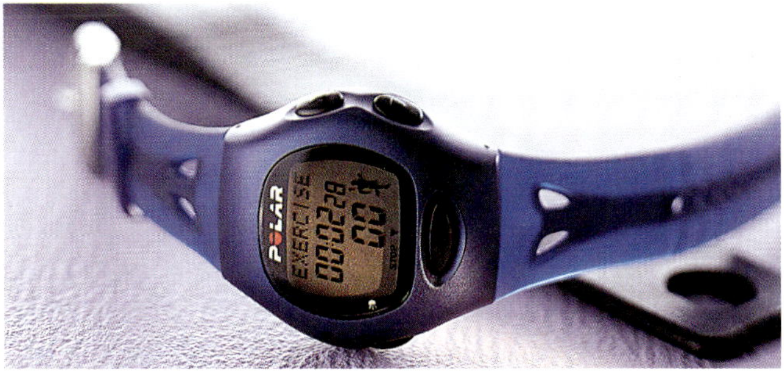

Respirar profundamente

Sin comer podemos sobrevivir semanas; sin beber, algunos días. Sin oxígeno las neuronas mueren a los pocos minutos. A pesar de eso, no le prestamos ninguna atención a la respiración. Lo hacemos de forma automática, pero muchas veces no respiramos correctamente. Por ello, en la cotidianidad perdemos mucha energía en situaciones de estrés y esfuerzo. Con una técnica de respiración correcta estimulamos la circulación y el pensamiento.

Con una respiración adecuada sale todo solo

En el deporte ocurre así. Cuando nos esforzamos, se acelera la respiración. Como el cuerpo necesita más oxígeno, respiramos más profunda y rápidamente. Por eso debemos entrenar también la respiración.

Respirar en cuatro tiempos

Se puede reforzar la respiración de forma activa cuando la adaptamos al ritmo del ejercicio.

➤ Inspire de forma profunda y constante en cuatro tiempos. Si aumenta el ritmo de marcha, lo puede hacer en tres tiempos.

➤ Debe tomar el aire por la nariz y dejarlo escapar por la boca. De esta manera el aire nos limpia, activa y humedece, antes de salir de nuevo.

En caso de que necesitemos más oxígeno, siempre se puede tomar por la boca.
Si, a pesar de todo, sigue necesitando más aire, baje el ritmo y permanezca así hasta que recupere el aliento.

Si le duele en el lado

Cuando notamos pinchazos en el lado, a la altura del hígado, es que nos falta oxígeno. En este órgano, la grasa se está convirtiendo en azúcar y luego en energía para la musculatura. Si el hígado no tiene suficiente oxígeno a su disposición, nos hace saber de su carencia con estos pinchazos. Con el diafragma pasa lo mismo y nos puede provocar flato.

➤ Para remediarlo, párese, presione con la mano donde le duele hasta que la molestia haya disminuido, y respire profundamente.

➤ Un ejercicio de respiración de primeros auxilios lo puede ver en la página 25.

Tres ejercicios de respiración

... para relajarnos y para tener más fuerza y sensibilidad.

“Pero si yo ya respiro”, dirá. ¿Pero alguna vez ha sentido cómo le fluye el aire y se le llenan los pulmones?

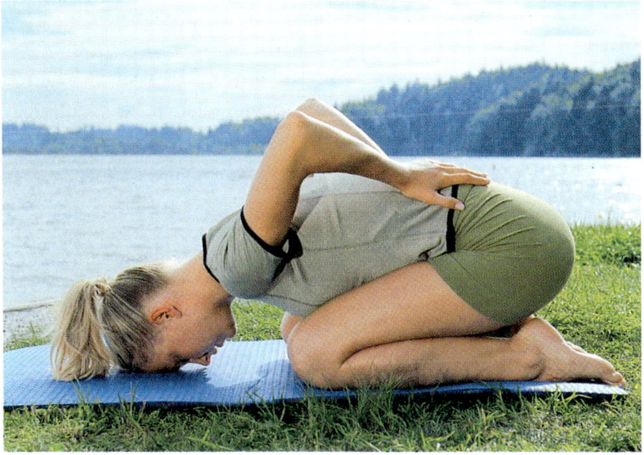

Respiración consciente desde el estómago: con este ejercicio no sólo experimenta con la respiración, sino que también la hace más profunda.

Respiración consciente desde el estómago

1. Arrodíllese en el suelo y siéntese sobre los talones. Ahora junte el pecho con las rodillas, quedando totalmente cerrado. La frente tiene que tocar el suelo y las manos las coloca en la espalda, a la altura de las lumbares.
2. Entonces experimente cómo se dilata el diafragma al respirar profundamente y, sin presionar, expulse de nuevo el aire.

De este modo se oxigenan partes de los pulmones que habitualmente no utilizamos.

Ejercicio para la respiración nasal

Esta técnica relaja y refresca a la vez. Los yoguis indios emplean la respiración para apaciguar el espíritu.

1. Tape con un dedo el orificio nasal izquierdo e inspire con el derecho.
2. Luego tape el derecho e inspire con el izquierdo.
3. Ahora inspire con el izquierdo y espire con el derecho.

➤ Cuando lleve dos minutos haciendo el ejercicio, notará el efecto relajante.

Sentir la respiración profunda

Casi nunca percibimos cuándo respiramos demasiado rápido, o de forma insuficiente e irregular. Este ejercicio nos ayuda a darnos cuenta de ello:

1. Túmbese en el suelo, con las pantorrillas apoyadas encima de una silla. Amontone tres libros gordos sobre la barriga.
2. Cuando inspire y espire profundamente, concéntrese con atención en el peso con los ojos cerrados.
3. Quite los libros, uno a uno, y compruebe la diferencia cuando respira.

¡A ponerse en marcha!

Comience una nueva vida y olvídese del sofá. ¿Pero, cómo nos ponemos en marcha? Quien se pone las zapatillas obligado, pronto pierde las ganas de hacer deporte y se rinde.

No a todo el mundo le gusta salir a correr nada más levantarse. Pero si se encuentra activo al despertarse, aproveche la ocasión.

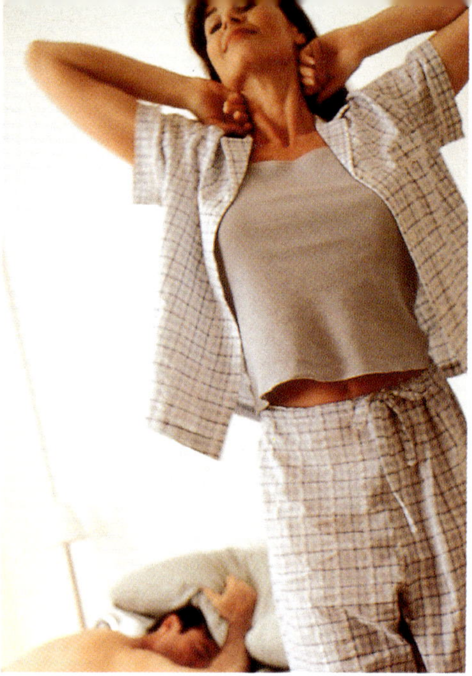

La motivación lo es todo

Por eso sólo tiene que hacer walking cuando tenga ganas y cuando su cuerpo se lo agradezca. Sólo así se ponen a su disposición sus beneficios.

¿Gallo o búho?

Si por las mañanas temprano se despierta de mal humor, no disfrutará con el ejercicio, ya que depende de nuestro reloj biológico. Junto a las fases comunes de rendimiento, también se dan altos y bajos individuales.

- Si se despierta por la mañana espontáneamente, antes de que suene el despertador, y sin refunfuñar, es que le cunde más la mañana. El deporte a primera hora es lo suyo. Los "gallos" deben hacer el entrenamiento en esta fase activa, ya que después del mediodía se quedan seguramente sin energía.
- Los que se levantan refunfuñando y les cuesta dejar la cama son los típicos noctámbulos. El organismo les funciona mejor en la segunda mitad del día. La tarde y la noche son para el "búho" el mejor momento para entrenar.
- Para los dos tipos es válido que se procure entrenar siempre a la misma hora. El cuerpo se acostumbra mejor y está preparado para rendir más.

Planes fijos

Haga del walking una costumbre fija a la que no quiera

renunciar y, más adelante, ya se ocupará de ello el incremento de endorfina. Esta sustancia parecida al opio produce una sensación de felicidad que nunca querrá perder. Incluso los no profesionales experimentan pronto este estado de euforia.

Además, la regularidad no sólo le ayuda a seguir entrenando; también es una condición previa para alcanzar el éxito deseado. De tres a cuatro veces por semana debe hacer walking.

Si le cuesta practicar a solas, quede con alguien para ir juntos.

En la variedad está el gusto

Le resultará más fácil si no hace a diario el mismo recorrido. ¡Abandone la rutina diaria y dele variedad a la vista! Al menos una vez a la semana debe probar una nueva ruta. A veces le bastará con cambiar un poco el recorrido habitual.

¿Lo ve gris?

Si se le presenta un mal día, con los cielos grises y lloviendo, no se preocupe y no cambie los planes. Anímese y utilice un atuendo funcional para poder salir con lluvia.

El bienestar del ejercicio

El walking es el ejercicio perfecto contra el estrés diario. Desde el plano bioquímico, el aumento de producción de endorfina y la segregación de hormonas antiestrés ya se ocupan de darnos estabilidad y armonía. La concentración en la respiración y el sonido de la naturaleza nos proporcionan un relax, casi como el de la meditación. Un fallo habitual es establecerse fines competitivos. No piense en los kilos que quiere perder, o en el tiempo que le queda. Piense mejor: "Hago ejercicio porque disfruto con ello y porque me hace sentir mejor."

consejo:

Buenas excusas

- *"No tengo tiempo."* Pues búsquelo. Hacer ejercicio es el reconstituyente ideal para un buen humor y nuevas energías.

- *"Hacer walking es aburrido."* Para nada. Depende de si se preocupa de variar el recorrido, con nuevas rutas atractivas. O también puede llevarse un walkman con su cinta favorita.

- *"Estoy demasiado gordo y no duraré ni cinco minutos."* Todo principiante se siente incómodo. Pero con el walking puede controlar la dureza del ejercicio. Comience más lento.

- *"No me gusta entrenar solo."* Tampoco tiene por qué hacerlo. Busque gente con la que practicar y que tenga su nivel. Ya verá cómo anda kilómetros sin enterarse, mientras habla con los compañeros.

Por campo o montaña

Donde esté y a la hora que esté

El walking se puede hacer en cualquier momento y lugar. Eso es lo bueno que tiene. Esta actividad no depende ni del tiempo ni del sitio. Si viaja a menudo, lleve siempre las zapatillas, una chaqueta y un pantalón de deporte.

En todas partes hay un recorrido apto para el walking. Muchos hoteles dejan en las habitaciones planos de las rutas más próximas, o también puede pedir información en recepción.

Si lo desea, también puede contratar los servicios de un entrenador personal para que le acompañe.

consejo:

DIVERSIÓN EN GRUPO

El ejercicio en grupo no sólo mejora la forma física, sino también la comunicación. Y una forma de controlar su pulso es si, mientras corre, lleva bien la respiración como para ir conversando.

- Para que el walking se dé bien con otras personas, tienen que coincidir tanto los niveles de forma física, como la motivación de cada uno. No todo el mundo aguanta lo mismo ni persigue los mismos objetivos. Hablen de ello antes de empezar.

Rutas a medida

Elija siempre una zona que se ajuste a sus posibilidades. Cada terreno tiene sus características. Cuanto mayor sea el grado de dificultad, más cansado será el entrenamiento. La velocidad, como ve, no es el único factor decisivo del ejercicio. Si uno se mueve en una zona accidentada al mismo ritmo que en un parque llano, entonces el cuerpo rendirá más. Eso sí, hay que prestar atención a cómo sube la frecuencia cardiaca. Lo más bonito y relajante es, en cualquier caso, correr en plena naturaleza, respirando aire puro y en completa tranquilidad. Entre el trinar de los pájaros y el crujir de las vegetación, parece que vamos a más velocidad que cuando estamos en la cinta de correr en el gimnasio.

En el parque

➤ Los caminos llanos son el terreno perfecto para los principiantes. Aquí se puede acostumbrar fácilmente a las técnicas de correr y de respirar, y también a su ritmo idóneo. Los senderos amplios y los caminos llenos de hojarasca son ideales. Las colinas y los caminos de tierra son menos adecuados, ya que alteran el ritmo del ejercicio. Las calles asfaltadas son tentadoras, ya que se progresa más rápidamente. Sin embargo, el duro suelo pasa factura, a la larga, a la columna, los ligamentos y las articulaciones, incluso con una buena amortiguación en las zapatillas.

➤ Los profesionales entrenan en llano con un ritmo mayor y con trayectos más largos.

Montaña arriba, montaña abajo

➤ El entrenamiento en terrenos accidentados es para los más avanzados, y cuando se quiere cambiar de ruta. Subir cuestas al ritmo del walking supone un reto extraordinario. Llévelo a cabo sólo si tiene verdaderas ganas, y no todos los días. Quien suele correr por las montañas le exige a los músculos de las piernas demasiado. Y cuando bajamos pendientes, las rodillas reciben especialmente toda la presión, con lo que el menisco y los ligamentos se sobrecargan en demasía.

Una aventura por el campo

➤ Ésta es la forma ideal para entrenar la resistencia. Lejos de los caminos, el walking se convierte en una aventura. Casi todos los bosques ofrecen diferentes alternativas. Busque caminos más rústicos y caminos menos frecuentados, donde las ramas y las raíces se crucen en su camino.

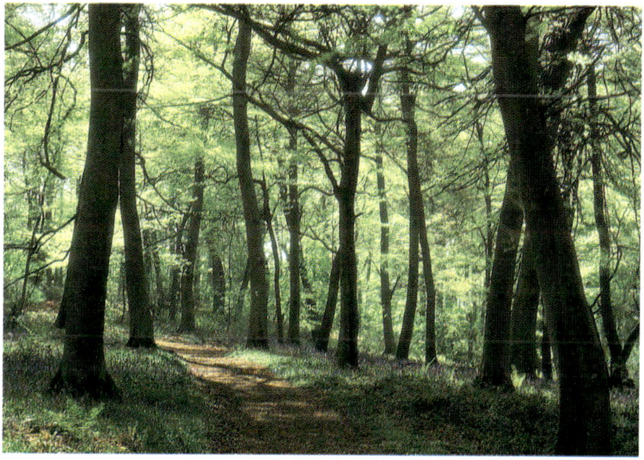

Si no tiene un parque o un bosque al lado de casa, al menos disfrute durante el fin de semana del placer del walking en la naturaleza.

En estas vías más complicadas, hay que fijar la vista en el suelo. Tenga en cuenta también que correr por aquí ocupa casi el doble de tiempo que en recorridos llanos. Y preste atención a la respiración.

Walking bajo techo

Si el tiempo no acompaña, puede entrenar en el gimnasio o en casa con una cinta de correr. Correr en la cinta es casi tan efectivo como correr en el exterior. La forma de correr y los valores para las pulsaciones son los mismos.

➤ Dirija siempre la mirada hacia delante y no la fije en la cinta, si no tropezará.

➤ Los principiantes eligen los programas manuales, en los que se puede modificar el tiempo y la distancia.

➤ Los más avanzados pueden variar entre los programas de intervalos y los de escalada.

Entrenamiento paso a paso

Comienzo lento, aumento progresivo

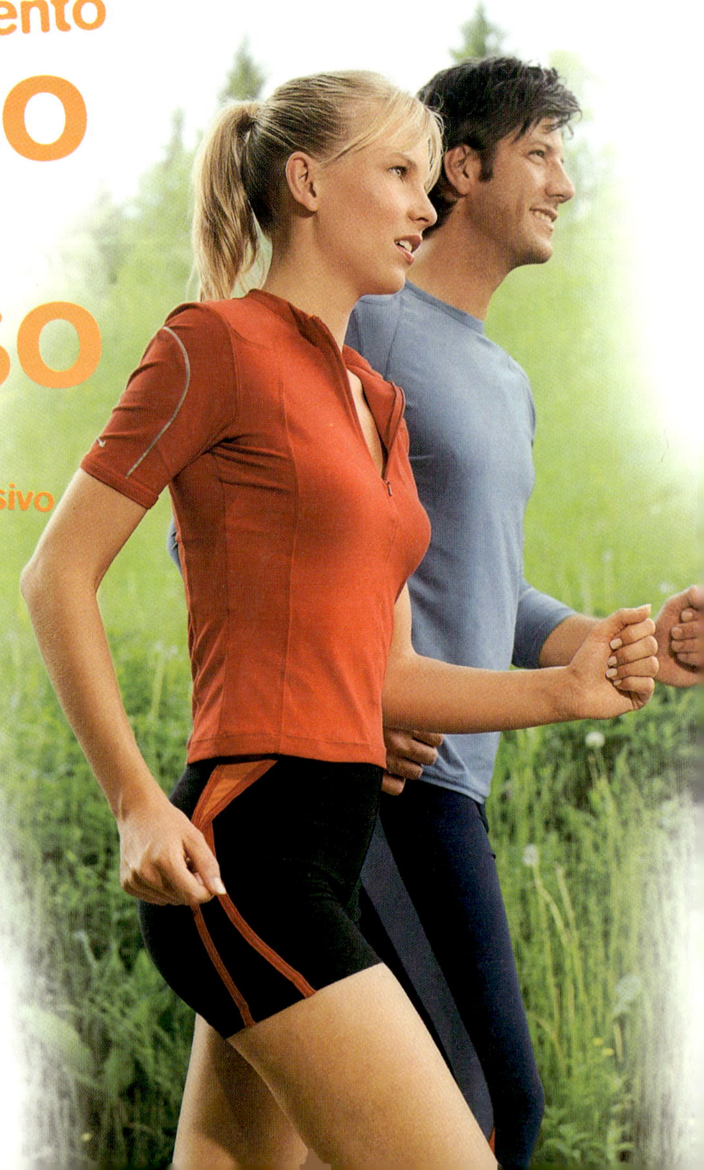

El deporte debe, en primer lugar, entretenernos. Póngale ganas a la práctica del walking; el resto vendrá solo. La técnica se adquiere rápidamente. Y en seguida se puede poner en marcha.

El walking empieza en la cabeza

El ejercicio se refleja en la forma física, pero también en la apariencia y en la actitud. Por eso no debe practicar buscando un rendimiento excesivo ni entrenar hasta desfallecer. Más bien al contrario. Un entrenamiento suave sin objetivos competitivos aporta más. El alma y la razón deben ayudarle a perseguir un bienestar completo.

Entrene con un poco de cuidado

Con el walking realiza un entrenamiento relajante y relajado. Tampoco requiere una gran concentración. Es suficiente si sigue el programa conscientemente, sin perderse en divagaciones, y disfrutando con la respiración y la armonía de los movimientos.

¡No se pase entrenando!

Las estadísticas muestran que más del 50 por 100 de los que empiezan a practicar deporte lo dejan en cuatro o seis semanas y vuelven frustrados a sentarse frente a la televisión. Pretenden conseguir los objetivos a corto plazo y se exigen demasiado.

➤ Si hace tiempo que no hace deporte, es importante que, al principio, no practique en exceso. Haga mejor sesiones flojas de 15 minutos, tres veces por semana, que dos sesiones de 30 minutos de las que sobreviviría a duras penas y que haría que la frustración le invadiese.

Señales de aviso del cuerpo

El cuerpo nota exactamente cómo va todo. También sabe cuándo puede acelerar el paso. El pulso, en este caso, es más bajo con las mismas condiciones. Del mismo modo alerta si algo no funciona. Los dolores durante y tras el entrenamiento son un síntoma de que se ha exigido demasiado. Las agujetas, igualmente, significan que se ha "pasado" entrenando. Las molestias en las articulaciones que desaparezcan al hacer walking son, por otro lado, una señal positiva, lo que querría decir que le hacía falta moverse más. En cualquier caso, esté atento y visite a su médico si se repiten estas molestias.

consejo:

¿Y SI ESTOY EMBARAZADA?

Un entrenamiento aeróbico como el walking no afecta ni a la duración del embarazo ni al nacimiento ni al niño. Puede incluso acortar la fase de recuperación de la madre tras el nacimiento. Tenga en cuenta lo siguiente:

- Haga más pausas de lo habitual.
- Beba más antes, durante y después de la marcha.
- Entrene con un reloj pulsímetro para no superar el 60 por 100 de su pulso máximo.

Técnica para principiantes

Fíjese bien en la postura recta cuando haga walking. No se contraiga, y piense, mientras corre, en mantenerse erguido y en dejar los hombros hundidos.

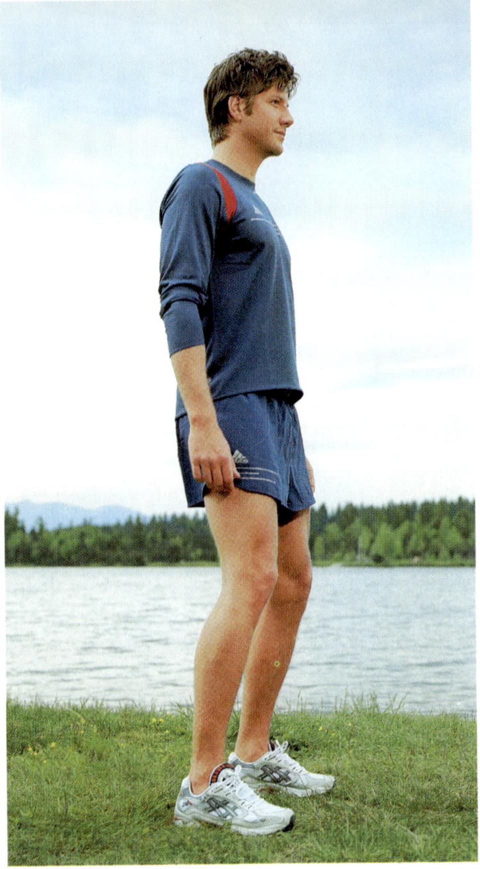

"Pero si yo ya sé caminar", seguro que dice. La técnica del walking, no obstante, es distinta a la de caminar. Si empieza flojo y erguido, pronto le pillará el truco. Mantenga la longitud de paso que lleva normalmente, ya que las zancadas más largas a veces provocan traspiés.

La postura óptima del cuerpo

1. Manténgase erguido y relajado, con las puntas de los pies hacia delante. Flexione las rodillas ligeramente.

2. Encoja bien la barriga, como si fuera a acercar el ombligo a la columna. Esto evita molestias en la espalda. Ahora relaje los músculos del estómago sin cambiar la posición de la columna.

Lleve los hombros hacia abajo de forma que los omóplatos se hundan ligeramente.

3. Relaje las cervicales todo lo que pueda y dirija la vista al horizonte.
Cuanto más familiarizado esté con esta postura, más fácil le resultará el ejercicio. Procure durante el día mantener esta postura.

Caminar correctamente

Importante: siempre apoyar primero los talones

Aunque en el día a día andemos apoyando todo el pie a la vez, en el walking tenemos que depositar primero el talón y luego ir apoyando el resto del pie.

➤ La punta del pie señala la dirección de la marcha. Dé pasos cortos.

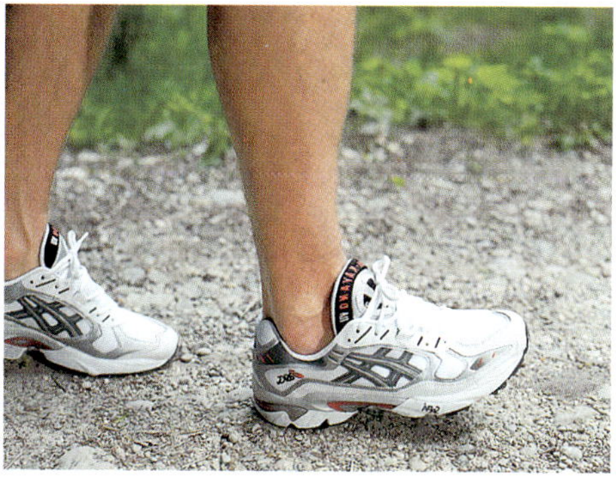

Importante en el walking: coloque conscientemente los talones...

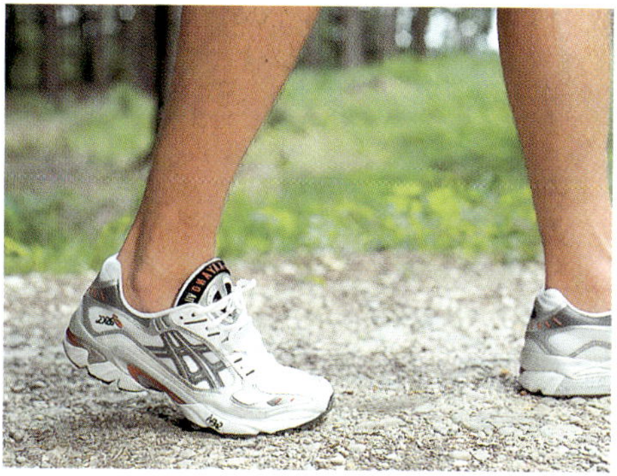

... y entonces vaya apoyando el resto del pie.

Desenrollar todo el pie

1. Apoye el pie por el talón.

2. Traslade el peso hacia delante y vaya apoyando poco a poco el pie, desde el talón hasta los dedos.

3. Para dar el siguiente paso, impúlsese con los dedos. Utilice para ello los músculos del pie y los gemelos.

4. Después del movimiento de rodillo del talón a los dedos, deje que la pierna oscile un poco hacia delante, para apoyar nuevamente el talón.

Y acompañando de rodillas ligeramente flexionadas

5. Tan pronto como se haya habituado a andar desde el talón, practique la posición de las rodillas: cuando apoyamos todo el pie, las rodillas están algo dobladas. Así evita que soporten demasiada presión.

info:

EL WALKING FORTALECE LAS VENAS

Los médicos especialistas recomiendan el walking como un remedio inmejorable contra las dolencias en las venas, como las varices.

- Con el movimiento de "rodillo" del pie, las circulación de las venas se activa gracias al movimiento intensivo de la musculatura de la pierna. La sangre se transporta desde las venas hasta el corazón y se evita que se estanque en las piernas y que se formen varices.
- Haga algo bueno por sus pies de vez en cuando. Camine cuando pueda descalzo, ya sea en el bosque o en la arena de la playa. Funciona como si fuera un masaje regenerador.

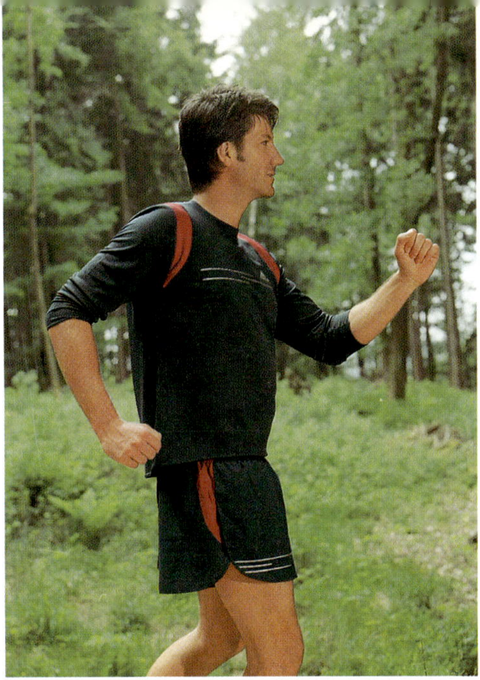

Así irá al ritmo: doble los brazos con un ángulo de 90º y balancéelos hacia atrás y adelante, acompañando a las piernas.

Los brazos acompañan

La técnica de los brazos en el walking es muy sencilla. Los brazos se mueven en sentido contrario a las piernas. Si, al principio, le resulta demasiado llamativo este singular movimiento, debe pensar que no se hace a la ligera y que, con él, se entrenan músculos y se da ritmo. Y ya en la marcha rápida proporciona estabilidad.

Manos relajadas

➤ Al hacer walking, vaya con los puños cerrados, pero flojos, con los dedos doblados pero sin hacer fuerza y con los pulgares hacia fuera. Los puños demasiado cerrados dan lugar a contracciones.

Balanceo libre de los brazos

➤ Los principiantes que no quieran llevar este movimiento de brazos, tendrán los brazos colgando ligeramente doblados, con las manos oscilando a la altura de los muslos y con las palmas hacia dentro.

La posición óptima de los brazos

➤ Si quiere ir más rápido, doble el brazo en 90º. La musculatura quedará ligeramente tensada y el codo pegado al cuerpo. Balancee los brazos doblados regularmente hacia detrás, hasta la altura de las caderas y hacia delante, hasta que los puños lleguen a la altura de los hombros.

Walking sin moverse del sitio

1. Adopte la postura inicial. Los hombros están alineados con las caderas, pues el tronco no se mueve con el movimiento.
2. El pie derecho va con el brazo izquierdo hacia delante y viceversa.
3. Contra el impulso hacia atrás, tire la mano hacia atrás al máximo. Hacia delante la mano llega, como mínimo, hasta la altura del pecho.
4. Respire en coordinación con el movimiento de los brazos. Con el brazo derecho hacia delante, inspire; con el izquierdo, espire.

➤ Haga el ejercicio veinte veces, sin moverse del sitio.

Respiración profunda

En el walking no sólo tiene que respirar con el pecho, sino que también tiene que emplear la barriga. Esta profunda respiración es necesaria para aprovechar toda la capacidad pulmonar y así adquirir la máxima cantidad de oxígeno posible. De esta manera, ningún músculo se ahogará. Cuando respira "con la barriga", el diafragma se extiende hacia abajo con la inspiración y se relaja de nuevo al soltar el aire. Este músculo es primordial para la respiración, situándose entre el tórax y el abdomen.

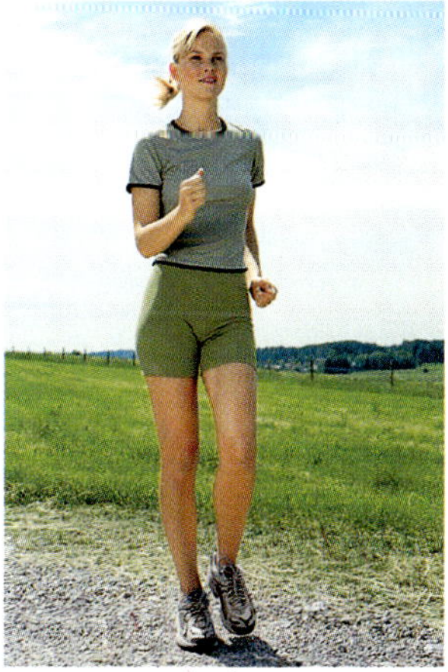

Walking sin moverse del sitio: un ejercicio previo para coordinar piernas y brazos.

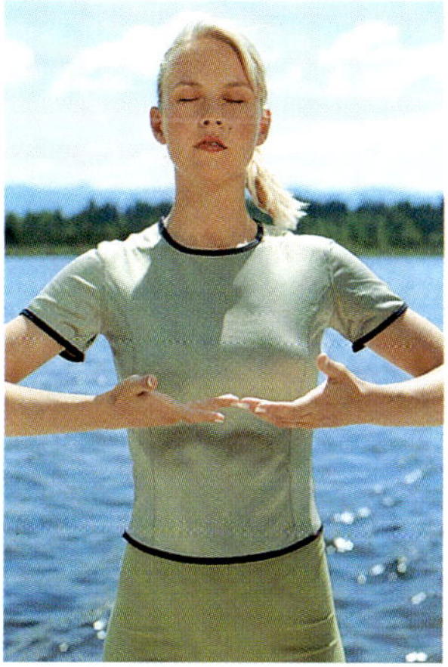

Ejercicio de respiración: Cuando inspire lleve las manos hacia arriba...

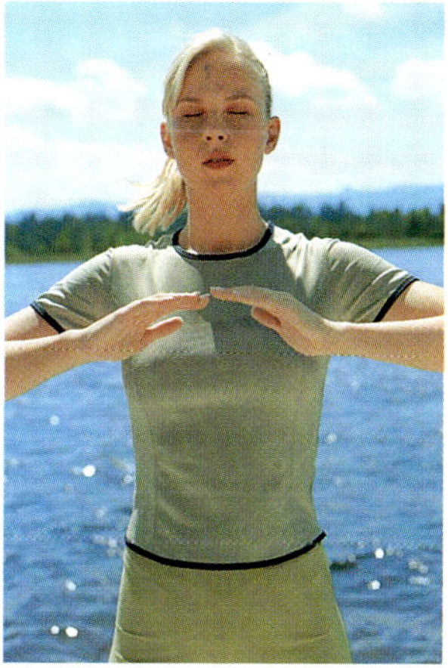

... y cuando espire llévelas lentamente hacia abajo.

Ejercicio de respiración del diafragma

Con este ejercicio respirará de forma automática con el diafragma:

1. Esté de pie, con los pies abiertos a la altura de los hombros. Coloque las manos delante de las caderas como si aguantara un cuenco, con las palmas hacia arriba.

2. Con la inspiración, lleve las manos a la vez hacia el pecho, sin levantar los hombros.

3. Cuando suelte el aire lentamente, los brazos regresan abajo, con las palmas apuntando al suelo.

➤ Respire, siguiendo el ejercicio, cuatro veces.

Este ejercicio es especialmente útil cuando tenemos flato (página 14).

Técnica para profesionales

Con estas técnicas especiales se pueden perfeccionar los estilos del walking y se amplía la gama de movimientos. Obtendrá mayor velocidad y su musculatura se desarrollará más.

¡Más ritmo!

Para quien quiere hacer más por su estado físico:

consejo:

REVISE LOS MÚSCULOS DE LA CARA

➤ ¿Mantiene relajados al máximo los ojos, la boca, la frente y la barbilla?

Las investigaciones médico-deportivas han mostrado que la relajación continuada de la cara en el walking acaba transmitiéndose al resto de la musculatura del cuerpo.

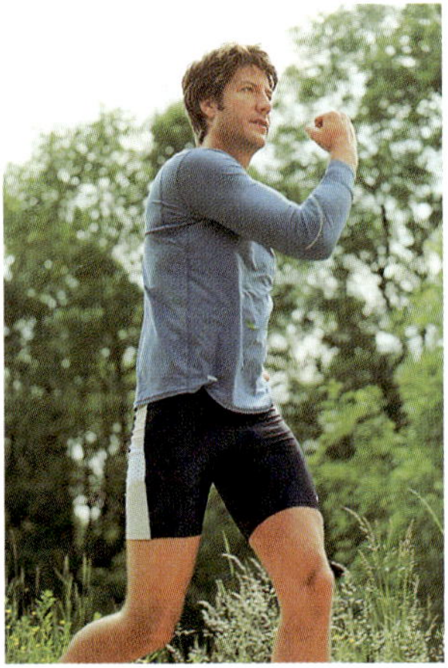

El balanceo cruzado de brazos nos da todavía más impulso.

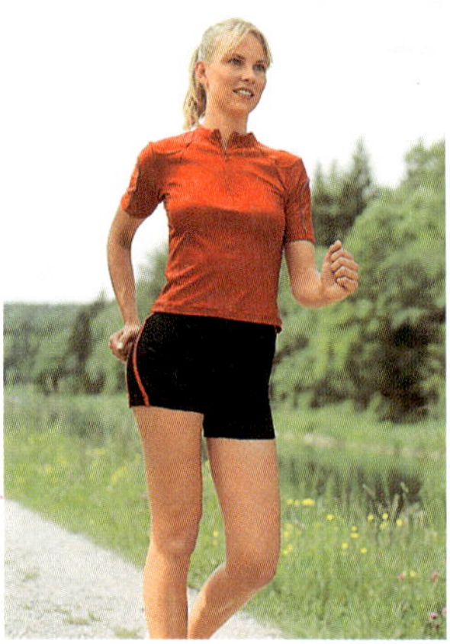

El walking de caderas nos da mayor velocidad y alarga las zancadas.

Balanceo cruzado de brazos

Este movimiento de brazos acelera el ritmo.

➤ Balancee los brazos en diagonal sobre el pecho y hacia el hombro contrario, y viceversa. Los brazos mantienen el ángulo de 90º. Así se fortalecen al mismo tiempo los brazos y el pecho.

Walking de caderas

Con esta modalidad también se aumenta el ritmo del ejercicio:

➤ Las caderas se acompañan del movimiento hacia delante de las piernas, como si siguieran el empuje. De esta forma el paso se alarga unos veinte centímetros.
Cuanto más gire la cadera en el paso, mayor será el efecto sobre los glúteos y sobre el estómago.

Ejercicios de walking para mejorar la musculatura

Walking hacia atrás

Se puede aplicar para hacer walking sin moverse del sitio o para ir cuesta arriba.

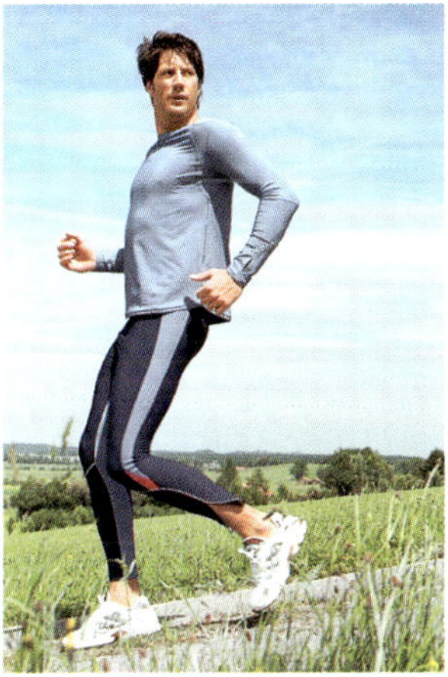

Hacia atrás los músculos se entrenan de otra manera.

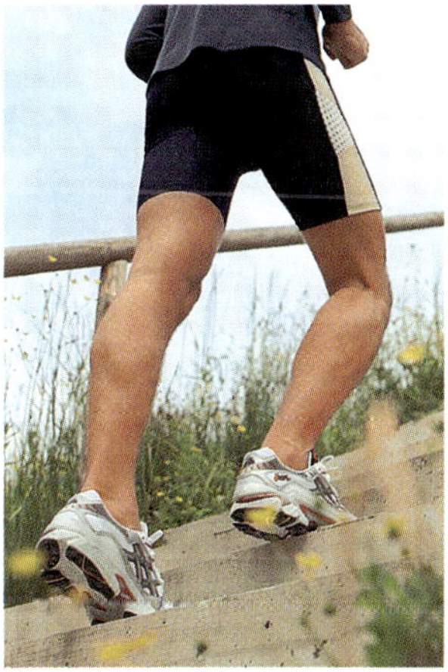

Subiendo escaleras, es importante apoyar bien los talones.

¡Es ideal para calentar!

➤ Con el walking hacia detrás, el pie se va apoyando al completo: se apoyan primero los dedos y poco a poco se llega hasta el talón. En lugar de empujar la pierna hacia delante, ahora la levantamos y la apoyamos atrás. Así se fortalece la musculatura posterior de los muslos y de las espinillas.

Subiendo escaleras

Es idóneo para perfeccionar el sentido del equilibrio, ya que, al subir escaleras, vamos depositando el peso sobre cada pierna que apoyamos. La misma técnica se aplica en la montaña: puede entrenar subiendo montañas o colinas (página 32).

➤ Apoye la zona anterior a los dedos del pie, presione entonces con el talón y estire la pierna que apoya. Apoye todo lo que pueda el talón en el escalón, ya que sólo así se trabajan los gemelos. Otros músculos que participan son los del estómago, los del trasero y los de la zona lumbar.

El zen-walking

¿Por qué tenemos que prestar atención sólo a los músculos? ¡No descuidemos el espíritu! El walking puede aportar una vertiente totalmente meditativa.

El zen-walking es la práctica más espiritual. Consiste en que no nos preocupemos de nada mientras caminamos; en que no nos agarremos a los pensamientos. Al contrario, propone que flotemos sobre nubes y que vaciemos la conciencia para dar paso a la inconsciencia. Al principio resulta complicado. Con este ejercicio de meditación verá cómo se libera la mente:

➤ Cuando haga ejercicio, cuente cada vez que espira. Siempre de uno a diez.

➤ También puede concentrarse únicamente en el movimiento de su cuerpo: cómo se apoya el peso del talón sobre el suelo, cómo el pie va moviéndose en rodillo y se apoya todo, o cómo se balancean los brazos rítmicamente.

Los fallos más comunes

... y cómo solucionarlos

Si, tras el entrenamiento, se resienten los músculos o si no le llega el aire, tenga seguro que algo no anda bien. Más bien, al contrario, éstas son señales del cuerpo avisándole de fallos.

Falta de aire

Si sólo le llega el aire para hablar entrecortado, porque está agotado, es que entrena demasiado fuerte.

➤ Baje la marcha y contrólese el pulso (página 12). Vaya a favor de su salud y no en contra de ella.

Cuando le entre flato, es que ha respirado o muy apresurado o muy superficialmente y, entonces, al cuerpo no le llega suficiente oxígeno.

➤ Una pausa ayuda, y también el ejercicio de respiración de la página 25.

Las agujetas

Antes se decía que las agujetas tenían que ver con ciertos ácidos en la musculatura. Las molestias se producen, más bien, por pequeños desgarros de las fibras de la musculatura. Se forman diminutos edemas y a través de ellos pasan, hasta el tejido muscular, sustancias que producen dolor. El músculo se resiente entonces. La causa es un exceso de ejercicio. Cuando pasan un par de días, desaparecen las agujetas.

➤ Remedios para las agujetas son tomar baños calientes o saunas, al igual que unos buenos estiramientos (página 30). Y, por supuesto, reducir la intensidad del entrenamiento.

Calambres en las piernas

Si se sobrecargan las piernas o si hay una carencia notable de líquidos, los músculos se contraen repentinamente.

➤ Si suele tener calambres, prevéngalo bebiendo mucho y tomando pastillas de magnesio. De gran ayuda es hacer muchos estiramientos y suaves masajes.

Ampollas en los pies

Si le salen ampollas en los pies, entonces es que utiliza un calzado inapropiado (página 10) o que las costuras de los calcetines le rozan.

➤ Una protección eficaz son los calcetines para correr, que llevan las costuras por fuera.

➤ Con una aguja esterilizada y con cuidado, puede pinchar la ampolla, para que el líquido se libere. Al final, tápelo con una tirita.

➤ También puede usar las tiritas para prevenir las ampollas, si conoce de antemano los puntos críticos de sus pies.

Ningún problema

Si le suenan las tripas

Cierto es que no se debe entrenar con el estómago lleno. La última comida importante se debe realizar, al menos, tres horas antes del ejercicio. A pesar de ello, no debe empezar la práctica con el estómago hambriento.

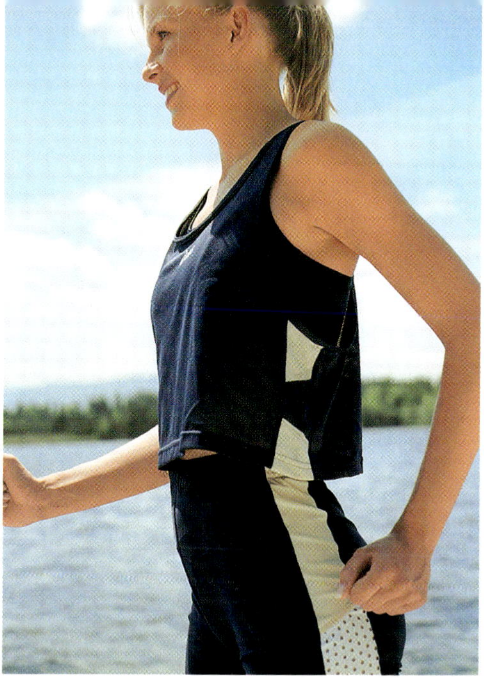

En verano, los tops con sostén incorporado son bonitos y frescos. Y recuerde ponerse siempre protector solar.

➤ Antes de correr, coma una barrita de cereales o fruta.

Si en primavera le gotea la nariz

Es la época de las alergias. Vaya al médico a ver qué le causa la alergia. Normalmente sólo tenemos alergia a unas pocas plantas.

➤ Evite en la época de floración ir por parques y bosques en días soleados. Pruebe como alternativa la cinta de correr en el gimnasio o en casa.

Si tiene picor en los dedos de los pies

Es el lugar idóneo para los hongos. En el medio cálido y húmedo que proporcionan las zapatillas, los hongos pueden proliferar. El contagio se suele dar donde los pies van descalzos: en vestuarios, piscinas, saunas... Una vez se cogen, cuesta eliminarlos:

➤ La mejor protección es secarse bien entre los dedos de los pies y los pies en general.

➤ Cuando haga deporte, lleve siempre calcetines secos y limpios, y nada sintético. Cámbieselos a diario.

➤ En la farmacia encontrará medicamentos para eliminar los hongos, sin receta.

Si le duele el pecho

➤ Nunca lleve los pechos sueltos. Independientemente del tamaño del pecho, las mujeres siempre deben llevar un sostén deportivo bien sujeto. El sostén protege el pecho y evita que los tejidos se estiren demasiado. Hay tops especiales que resultan muy prácticos.

Cuando quema el sol

En verano tenemos que ponernos protector: eso está claro. Pero si practica deporte habitualmente, en seguida se pone a sudar. Para que no se vaya el protector con el sudor existen productos especiales. Evitan la sequedad de la piel, hidratan y no llevan aceites.

➤ Extiéndase el producto treinta minutos antes de salir. Ése es el tiempo que necesita el protector solar para funcionar bien.

Después de andar: estiramientos

Al contrario que en el jogging, no se necesita un calentamiento especial en el walking, ya que se comienza el ejercicio lentamente y los músculos tienen el tiempo suficiente para calentarse.

Sin embargo, sí que son muy importantes los estiramientos después de entrenar. Los músculos han trabajado mucho y con estos estiramientos se pueden relajar más rápidamente y alcanzar de esta manera su tamaño original.

Bajar el ritmo

Cinco minutos antes de acabar el ejercicio, tenemos que ir bajando el ritmo.

➤ Reduzca poco a poco el ritmo y concéntrese sobre todo en respirar profundamente.

¿Cómo hay que estirarse?

➤ Dedique tiempo a los estiramientos y llévelos a cabo sin prisas.

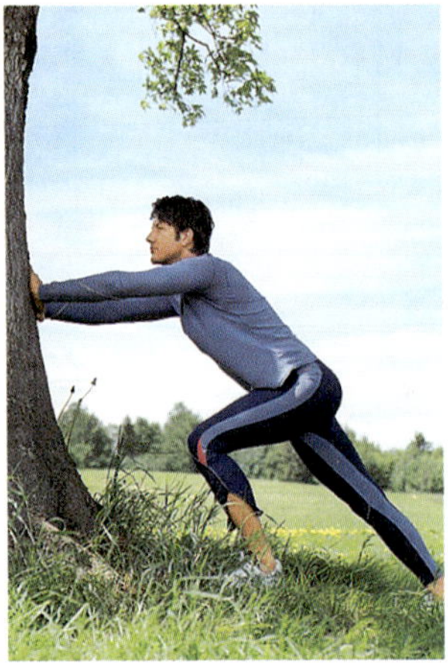

Es imprescindible estirar después del waking: primero los gemelos.

➤ Mantenga cada posición de 10 a 20 segundos.

Cinco estiramientos tras el walking

Para los gemelos

1. Apóyese con las dos manos en una pared o un árbol. Adelante una de las piernas, doblada, y la otra déjela atrás extendida.
2. Presione fuerte con los brazos rectos contra el árbol mientras el talón de detrás se mantiene fijo en el suelo.

➤ Cambie de pierna tras diez segundos.

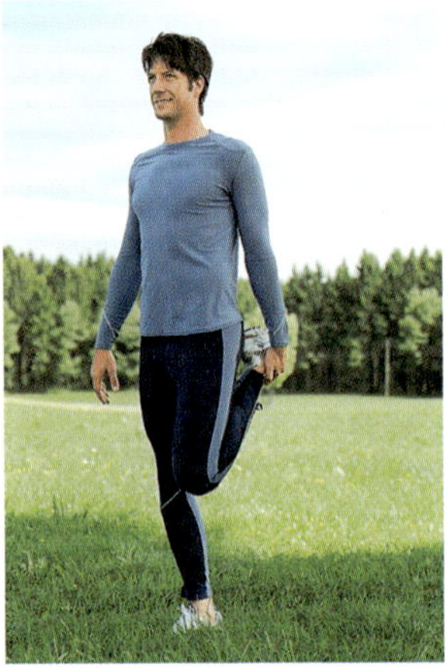

Luego los músculos delanteros del muslo.

Para los músculos delanteros del muslo

1. De pie, junte las rodillas y doble la pierna derecha hacia atrás.
2. Con la mano derecha, aguante la punta del pie y lleve el talón hasta el trasero.

➤ Mantenga la postura diez segundos y cambie de pierna luego.

Si tiene problemas para mantener el equilibrio, agárrese a algún sitio con la mano libre.

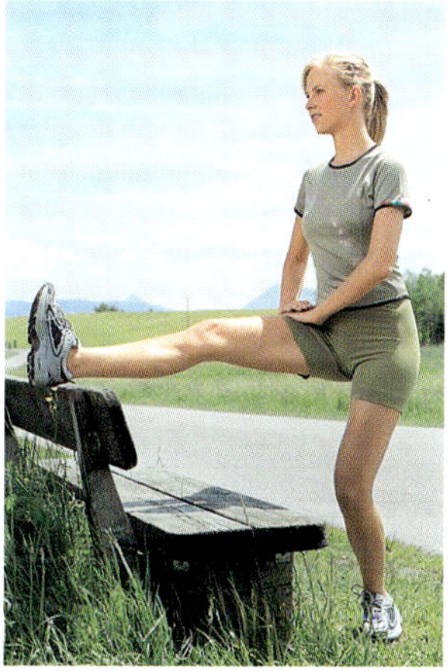

Utilice un banco para estirar los músculos posteriores del muslo.

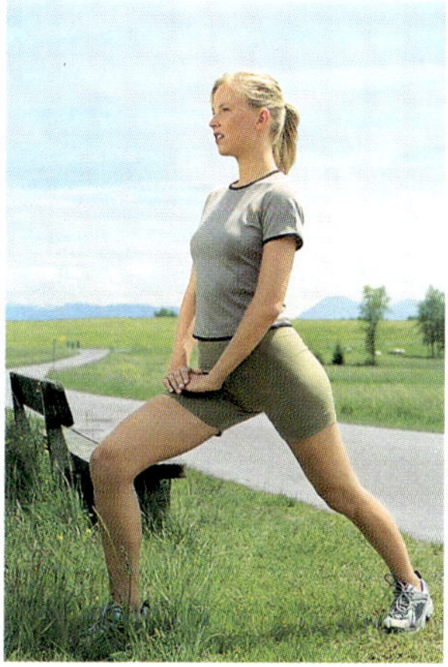

Así estira las ingles y los músculos interiores del muslo.

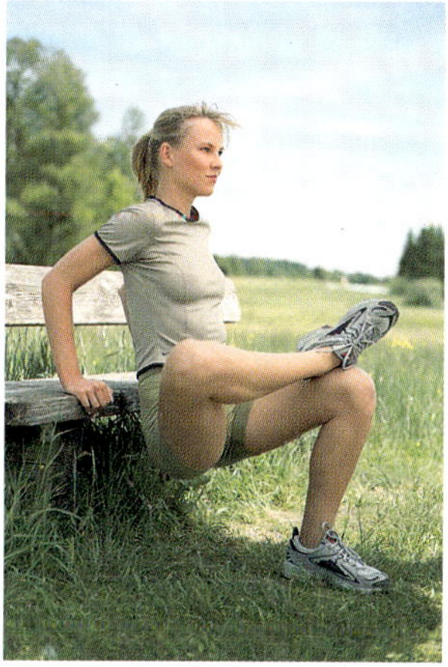

Para acabar, use de nuevo el banco para estirar los glúteos.

Para los músculos posteriores del muslo

1. Coloque el talón sobre un banco. La pierna queda extendida con la punta del pie hacia arriba. Apoye ambas manos sobre el muslo. Incline el tronco un poco hacia delante.

2. Doble ligeramente la pierna apoyada y baje la pelvis poco a poco. Enderécese, al final, lentamente.

➤ Suba y baje al menos cinco veces sin pausa.

Para las caderas

1. Ponga una pierna bien adelantada, de modo que la trasera quede extendida y la delantera un poco doblada. El tronco está erguido y las manos se apoyan suavemente sobre el muslo de la pierna flexionada, la delantera.

2. Eche el tronco hacia atrás ligeramente hasta que sienta que las inglés y los músculos interiores del muslo le tiran.

➤ Vuelva a la posición de partida y cambie de pierna. El tronco permanece erguido durante todo el ejercicio.

Para los glúteos

1. Póngase de espaldas delante de un banco, baje hasta las rodillas y apoye las manos sobre el banco.

2. Ponga el pie derecho sobre la rodilla izquierda y entonces baje el trasero lentamente.

➤ Retenga el estiramiento de 15 a 20 segundos y luego cambie de pierna.

Distintas modalidades

Otras variedades para los amantes del walking

¿Invadido por la fiebre del walking? En América, la cuna del walking, este deporte hace estragos. Constantemente aparecen nuevas variantes del walking. Quizá le apetezca alguna vez probar un cambio en su dinámica habitual. No es que sean especialmente aptos como entrenamiento a largo plazo, pero sí que le aportarán nuevas experiencias y sensaciones.

Weight-walking (walking con pesas)

A esta modalidad se le conoce también como wogging.

➤ Se practica con pequeñas pesas o muñequeras con peso. De esta manera, la musculatura del pecho, hombros y brazos trabaja más y le supone un entrenamiento complementario. Para que ni los músculos ni las articulaciones se "quemen", los pesos no deben ser mayores de un kilo.

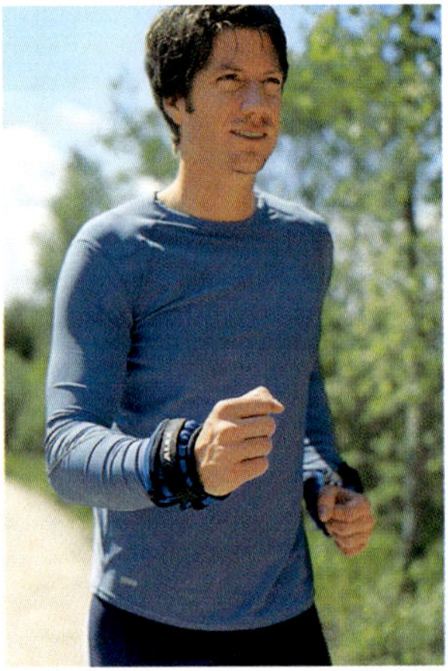

Weight-walking con pesos o muñequeras con pesos.

Resultado: el weight-walking puede provocar achaques en las articulaciones. De ningún modo practique con pesos en los pies, ya que le perjudicará más que le beneficiará: le limitaría la movilidad de los tobillos y, por tanto, la técnica de correr.

Climb-walking o nordic-walking (walking con bastones)

Indicado para los deportistas de élite, ya que es un entrenamiento de alto rendimiento.

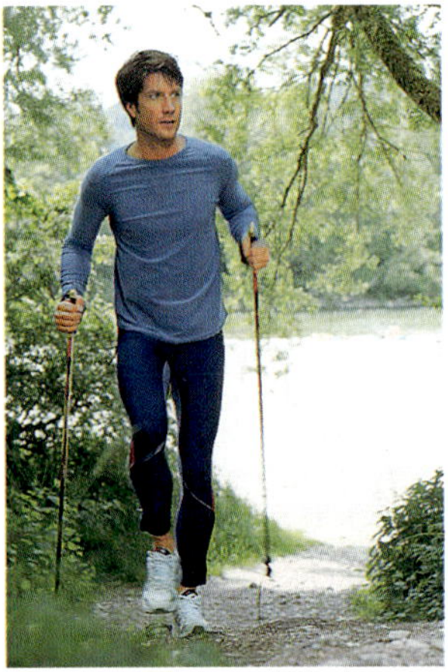

Climb-walking por zonas accidentadas con bastones.

➤ Lo que necesita es un recorrido accidentado y un par de bastones, como los de esquí. Es importante la longitud de éstos: tienen que medir su altura en centímetros multiplicado por 0,7. Esta modalidad consiste en ir montaña arriba, montaña abajo, siempre con los bastones. Se sube como las escaleras (página 27).

Resultado: un buen entrenamiento de resistencia, dirigido a los más avanzados. De gran importancia es que vaya controlando el pulso.

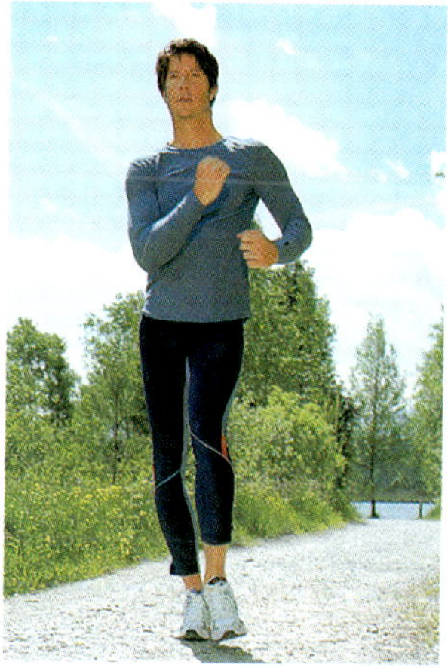

Wiggle-walk con movimiento de caderas y acompañado de los brazos.

Wiggle-walk (walking moviendo las caderas)

Con este movimiento de caderas a lo Elvis Presley, se ataca la cintura. Sin embargo, se precisa que practique algo en casa antes de echarse a la calle.

➤ Las caderas siguen un movimiento contrario al del busto. Los brazos dirigen el impulso de las caderas. Éstos se van cruzando, doblados, por delante del pecho (este movimiento de brazos se puede ver en la página 26).

Resultado: A la larga, las articulaciones de las caderas se sobrecargan mucho.

Iso-walking (walking isométrico)

Aquí se trabajan de forma especial estómago y trasero. Se consigue a través de ejercicios isométricos, que se insertan en intervalos mientras hacemos walking. Es así:

➤ Inspire durante tres pasos y entonces tense bien el trasero. Después de tres pasos, espire y relaje los músculos. En el siguiente turno, trabaje el estómago.

Resultado: es bastante complicado concentrarse en la combinación isométrica de movimientos y en la respiración y, al mismo tiempo, que parezca que estamos haciendo walking.

info:

ENTRENAMIENTO MUSCULAR ISOMÉTRICO Y ESTÁTICO

Con el trabajo isométrico los músculos se tensan sin tener que moverse. Las fibras de los músculos permanecen estáticos, lo que significa que durante el ejercicio no alteran su longitud ni se acortan, como cuando doblamos un brazo, por ejemplo.

Los ejercicios de estiramiento son especialmente relevantes tras un entrenamiento estático de este tipo. De otra forma, aunque el músculo aumenta, no puede desarrollarse por completo.

De todas formas, este entrenamiento isométrico sólo se puede contemplar como una medida complementaria. Como entrenamiento único no es recomendable. Además, los músculos tienen que "aprender" ciertas secuencias de movimientos y para ello es necesario un trabajo dinámico, como el que se da en el entrenamiento con pesas o con el walking.

¿Cuál es su meta?

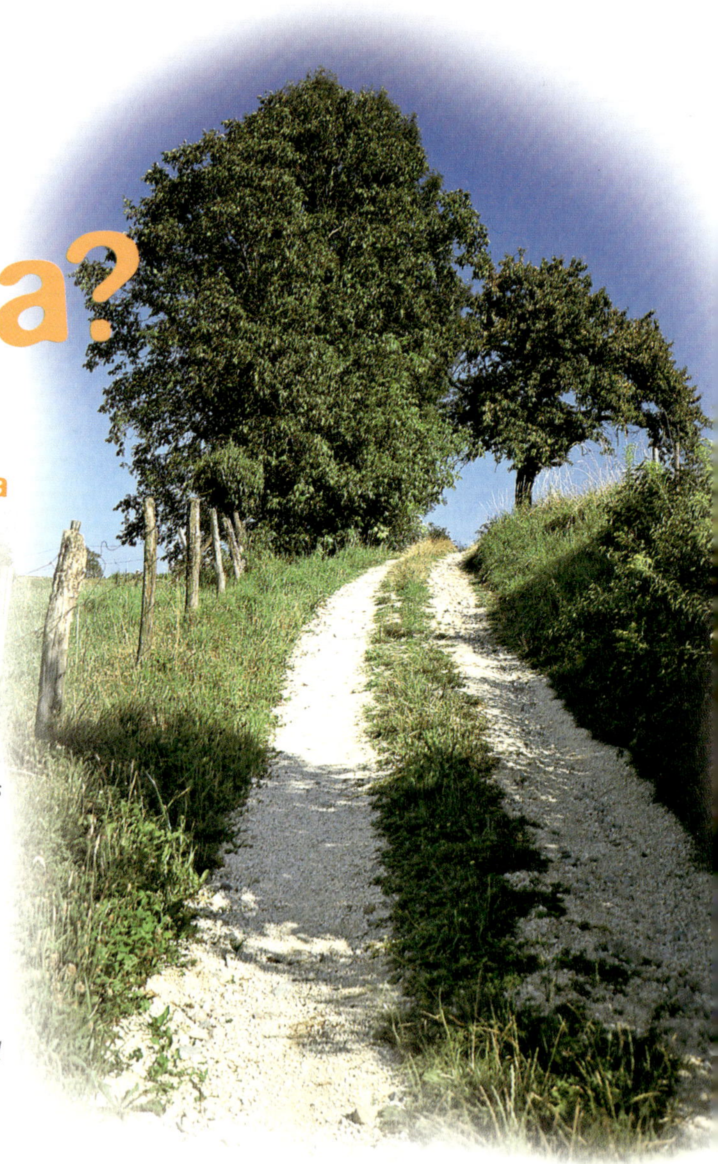

Programas de walking a medida

Cuando haya realizado la revisión personal de salud de la página 8, sabrá entonces cuál de los siguientes programas de walking es el que más le conviene. Los programas quema-grasas y antiestrés sirven para todo el mundo, independientemente del nivel de forma física.

Quiero...

... empezar con el walking

Hasta ahora había estado sin hacer ejercicio. Con cualquier excusa evitaba los supuestos grandes esfuerzos del deporte. Al final, ni buscaba excusas. Pero, en el fondo, sabía que un poco de ejercicio no le vendría mal. Nada de matarse, eso sí. Entonces, ¡bien venido al walking! Ya verá cómo no es tan duro como piensa y le resultará agradable. Sobre todo cuando comience a notar los cambios positivos en su propio cuerpo.

➤ Su programa para principiantes lo encontrará en la página 36.

... ponerme de nuevo en forma tras una larga pausa

En realidad siempre le ha gustado hacer deporte. En cada época del año practicaba uno distinto: el tenis en verano y el esquí en invierno. Incluso corría antes.

Ahora está medio en forma física.

Pero ahora le pica el gusanillo de hacer más deporte. Quiere estar de nuevo en forma y está decidido a mantener ese nivel. Pues comience por aquí:

➤ El programa para ponerse en forma está en la página 38.

... estar en mejor forma física

Le crispa los nervios cada vez que ve que se agota con más facilidad cuando sube las escaleras. En el fondo le gusta mucho el deporte, pero le falta estar en buena forma.

Con el walking tiene la solución ideal para su problema: es el deporte de resistencia idóneo. Poco a poco le irá dando más fuerza. ¡Así que pruébelo!

➤ Su programa de resistencia comienza en la página 40.

... eliminar los michelines

La palabra "dieta" hace tiempo que la eliminó de su vocabulario, pues no le funciona. Y si la hace, en seguida regresan los kilos. El walking regular es mejor que cualquier dieta para recobrar la delgadez y mantenerla. Sin matarse a hacer ejercicio, ya que, a pesar de la baja intensidad, se queman al máximo las grasas almacenadas. Así que vaya despidiéndose de los michelines:

➤ El programa quema-grasas está en la página 42.

... eliminar el estrés

El día a día le puede, siempre está estresado. Últimamente, además, ha perdido la concentración y está siempre irritado. Con el walking podrá decir adiós al estrés, ya que aporta relax a su interior, que ganará en tranquilidad y alegría. Merece la pena.

➤ El programa antiestrés se encuentra en la página 44.

Empezar con buen pie

Programa básico para principiantes

Antes de que se eche a andar, aquí va un recordatorio de la técnica correcta del walking:

➤ La mirada la dirigimos hacia delante, el tronco erguido y las rodillas ligeramente flexionadas. Apoyamos el pie primero con el talón y luego vamos apoyando progresivamente el resto del pie. Los pasos son siempre algo más cortos que cuando andamos normal, aunque se suceden más rápido. Los brazos van al ritmo de las zancadas.

Todo a la vista

➤ En el walking, mire el camino, unos tres o cuatro metros por delante. Esto tiene la ventaja de que adoptará una posición erguida de forma automática. Aparte, así reconoce inmediatamente los obstáculos del camino, como posibles baches.

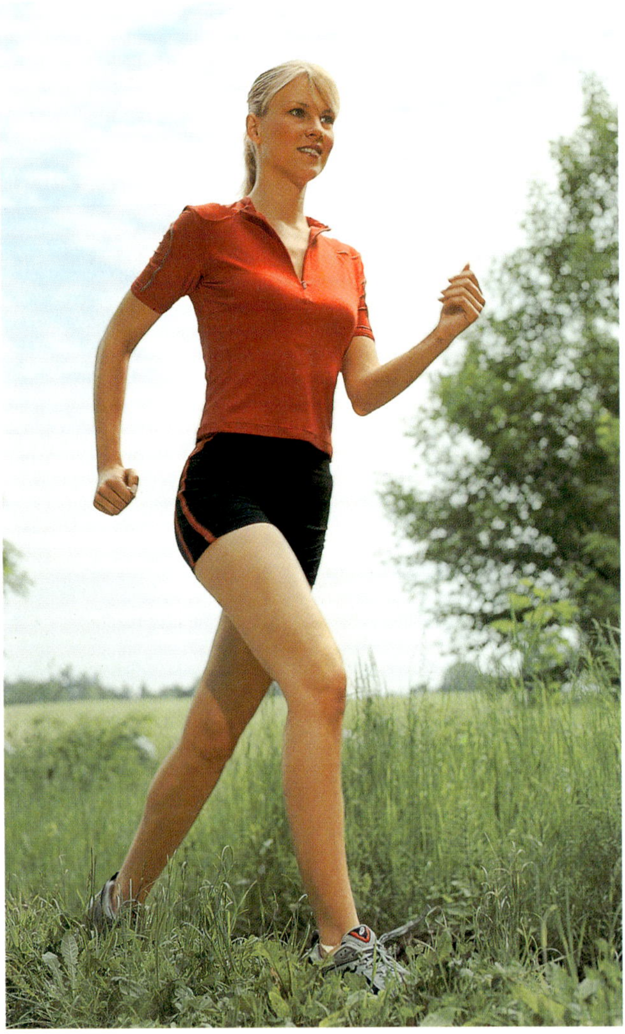

Su programa de entrenamiento para cuatro semanas

Semana 1

Terreno: caminos llanos en un parque o en un bosque, a poder ser sin asfalto.
Tiempo: 15-20 minutos.
Frecuencia: al menos tres veces por semana.
Pulso: 60 por 100 del pulso máximo, o sea 220 menos su edad.

Semana 2

Terreno: caminos llanos en un parque o en un bosque, a poder ser sin asfalto.
Tiempo: 20-25 minutos.
Frecuencia: al menos tres veces por semana.
Pulso: 60 por 100 del pulso máximo.

¡A ponerse en forma! No se encoja cuando haga walking, aunque al principio le cueste coordinar los movimientos. Ya verá cómo pronto le salen solos.

Semana 3

Terreno: caminos llanos en un parque o en un bosque, a poder ser sin asfalto.
Tiempo: 25-30 minutos.
Frecuencia: al menos tres o cuatro veces por semana.
Pulso: 60-75 por 100 del pulso máximo.

Semana 4

Terreno: caminos llanos en un parque o en un bosque, a poder ser sin asfalto.
Tiempo: 30-35 minutos.
Frecuencia: al menos tres o cuatro veces por semana.
Pulso: 60-75 por 100 del pulso máximo.

Y más adelante

Puede seguir con el programa básico un tiempo más o pasar al siguiente nivel: el programa para ponerse en forma (página 39).

consejo:

PARA UN BUEN ENTRENAMIENTO

- Cuando haga walking en distancias cortas no debe beber agua durante el entrenamiento. Es suficiente con un buen vaso de agua antes de empezar.
- Con el walking, si quiere, puede renunciar a los ejercicios adicionales de precalentamiento. El entrenamiento en sí es un calentamiento, ya que comienza lentamente y va intensificando el ritmo poco a poco. En las distancias más largas, deje que esta fase más lenta dure de 5 a 10 minutos para que le sirva de calentamiento.
- No olvide bajar el ritmo al final. Pararse en seco puede producir problemas circulatorios. Según el tiempo que haya estado corriendo, reduzca paulatinamente el ritmo unos cinco minutos antes de acabar y camine hasta que el pulso y la respiración están más estabilizados.
- Realice los ejercicios de estiramiento en el lugar donde haya acabado y no espere a hacerlos cuando llegue a casa.

¡De nuevo en forma!

Ocho semanas para convertirnos en profesionales del walking

Sus zapatillas han pasado demasiado tiempo guardadas en el armario. Ya les toca salir a dar una vuelta.

➤ Para que el ponerse en marcha de nuevo le resulte más fácil, las primeras semanas haga walking en terrenos llanos. Vaya aumentando la dificultad progresivamente y comience a subir pequeñas cuestas.

➤ Si no tiene cerca de casa ninguna pendiente por donde subir, puede hacer walking por terrenos con tierra o por caminos inclinados, por campos y bosques, ya que en estos lugares el ejercicio resulta más exigente.

➤ Vaya ejercitando también los brazos con el walking.

El pulso nunca miente

Ya irá viendo que las pulsaciones se mantienen más bajas a medida que su condición física mejore.

➤ Antes de empezar el programa, apunte sus pulsaciones en reposo. Compare la cifra con la que obtiene después de dos meses. Si ha entrenado regularmente, verá cómo le han bajado hasta veinte pulsaciones por minuto.

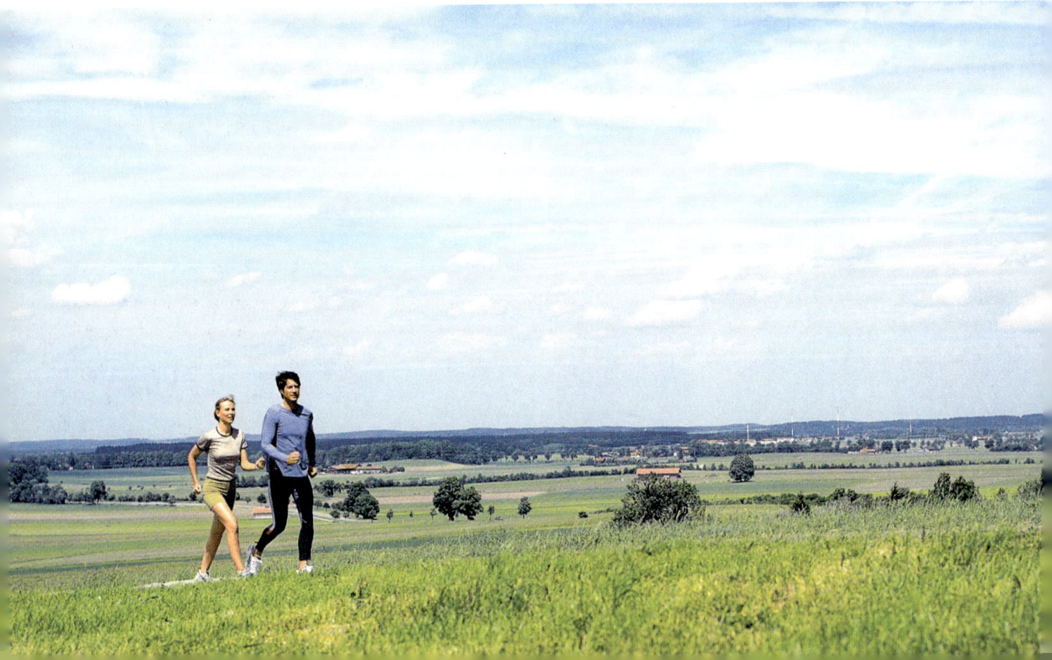

Su programa de entrenamiento en ocho semanas

Semanas 1 y 2

Terreno: caminos llanos en un parque o en un bosque, a poder ser sin asfalto.
Tiempo: 30-45 minutos.
Frecuencia: tres o cuatro veces por semana.
Pulso: 60-75 por 100 del pulso máximo (220 menos su edad).

Semanas 3 y 4

Terreno: ligeras cuestas, como las que hay en el campo o como las del esquí de fondo.
Tiempo: 30-45 minutos.
Frecuencia: tres o cuatro veces por semana.
Pulso: 60-75 por 100 del pulso máximo.

Cuando haga walking, deje atrás el estrés del día a día. Disfrutará más si libera la cabeza de preocupaciones, si disfruta de la naturaleza y si siente cómo su cuerpo se mueve.

info:

A MEDIDA QUE HAGA MÁS WALKING NECESITARÁ MÁS LÍQUIDO

El walking es un deporte en el que se suda mucho. Con el sudor, el cuerpo no sólo pierde líquidos, sino que al mismo tiempo se escapan minerales que debemos restituir.

➤ No beba sólo cuando esté muerto de sed. El cuerpo nos envía esta señal de sed cuando necesita más o menos un vaso de agua, unos 200 mililitros, y nos advierte que las reservas de agua están bajando. Los primeros síntomas son el cansancio y la pérdida de concentración.

Normalmente podemos funcionar con 1,5 litros de líquidos al día. Sin embargo, cada hora de deporte supone una pérdida de un litro.

➤ Por tanto, en las distancias largas lleve consigo una botella de agua.

Lo ideal para apagar la sed en el deporte es el agua mineral enriquecida con magnesio o zumos mezclados con agua.

Semanas 5 a 8

Terreno: vaya combinando los terrenos, una vez por caminos llanos y la siguiente por pequeñas pendientes.
Tiempo: 45-60 minutos.
Frecuencia: tres a cinco veces por semana.
Pulso: 60-75 por 100 del pulso máximo.

Y más adelante

Después de dos meses, estará tan en forma que no le costará dirigirse hacia el siguiente objetivo. ¿Qué le parecería un programa que aumente la resistencia (página 40)? El siguiente nivel ya le sitúa en pendientes mayores y en terrenos accidentados.

A la larga sólo importa la fuerza

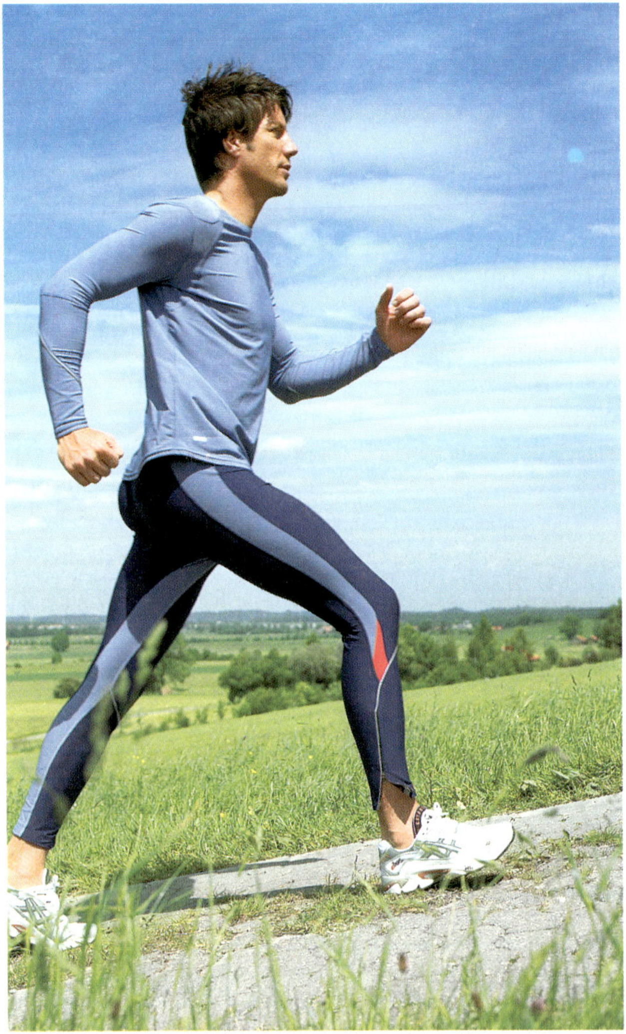

Pronto podrá con todo

Ya está en bastante buena forma física. Después de un mes de entrenamiento constante, ya nota los efectos positivos y se atreve a enfrentarse sin temor a los terrenos más adversos.

➤ Es recomendable que haga ejercicio con un medidor de frecuencia cardiaca, para que pueda controlar el pulso sin pararse y de forma rápida y sencilla.

Más divertido con música

➤ Déjese llevar por la música, incluso haciendo walking. Escoja canciones que se ajusten a su ritmo. El pop o el rock más acelerado le motivarán a ir más rápido, mientras que la música más suave le suavizará el paso. Eso sí, esté atento, si usa auriculares, cuando vaya a cruzar calles con tráfico.

Su programa de entrenamiento para doce semanas

Semanas 1 a 4

Terreno: llanos y pequeñas cuestas.
Tiempo: 30-45 minutos.
Frecuencia: tres veces por semana.
Pulso: 60-75 por 100 del pulso máximo (220 menos la edad).

Semanas 5 a 8

Terreno: combinación de llanos, pequeñas cuestas y colinas.
Tiempo: 45-60 minutos.
Frecuencia: tres o cuatro veces por semana.
Pulso: 75 por 100 del pulso máximo.

Ya en el entrenamiento de alto rendimiento es importante respirar hondo con la barriga al ritmo de los pasos. Por ejemplo, durante tres pasos inspirar y en otros tres espirar.

Semanas 9 a 12

Terreno: además de llanos y colinas, incorpore el ascenso a una montaña en su programa.
Tiempo: 60 minutos o más.
Frecuencia: cuatro a seis veces por semana.
Pulso: 75-85 por 100 del pulso máximo.

Y más adelante

Ya tiene tanta experiencia que está deseando enfrentarse a nuevos desafíos.

➤ Pruebe ahora recorridos interesantes en otras regiones, por la arena de la playa, que requieran más fuerza, o incluso participe en competiciones asequibles. No le ponga límites a sus objetivos.

info:

PRECAUCIÓN CON EL OZONO. ¿UN PELIGRO PARA EL WALKING?

La mayoría de las veces las advertencias de la radio sobre este tema se oyen los días más bonitos y soleados del verano, cuando más apetece estar fuera de casa. ¿Cómo nos influye el tema del ozono?

El ozono es un gas que se deriva de la unión de la polución y de las radiaciones solares intensas. Por eso, a mediodía, cuando el sol quema más, los valores del ozono alcanzan su nivel más alto. Las personas más delicadas pueden sufrir molestias respiratorias con estos valores elevados de ozono.

➤ Cuando haya un alto nivel de ozono, entonces se debe hacer walking a primera o a última hora del día, cuando los valores son más bajos. Quien quiera salir a mediodía, debe evitar, en cualquier caso, calles con mucho tráfico.

Infórmese acerca de los valores actuales del ozono en centros médicos y en oficinas municipales de medio ambiente.

Bien delgado y en forma

El programa para adelgazar

Un programa para eliminar grasas como éste lo puede hacer cualquiera, mientras le guste el walking. Independientemente de si no hace deporte o si lo practica habitualmente. Principalmente, irá quemando grasas progresivamente, y a la vez se pondrá en forma.

➤ Si hace walking con regularidad manteniendo el pulso bajo, pondrá en marcha su metabolismo. Los músculos también trabajarán más. En las células se quemará la mayoría de los lípidos. Incluso horas después del entrenamiento, cuando ya esté sentado cómodamente, su metabolismo seguirá activo, ya que el cuerpo gasta más calorías.

info:

CÓMO COMER PARA ELIMINAR LAS GRASAS

Olvídese de comer muy graso o muy dulce; ésta es la primera regla para tener una figura esbelta. Además, ciertas sustancias alimenticias estimulan la desaparición de las grasas.

LA VITAMINA C de los kiwis o los cítricos provoca un aumento de la producción de la hormona de la glándula tiroides tiroxina, que actúa como motor en la quema de grasas.

EL MAGNESIO es un elixir para el entrenamiento. Es necesario para el corazón y los músculos. Cubra sus necesidades diarias con un desayuno que incluya cereales con nueces.

EL ÁCIDO LINÓLEO cuida de que tenga el intestino en buen estado. Así, en la digestión convierte la grasa en energía y no se pierde al ir al baño. Lo podemos encontrar en aceites sin calentar, pescados, carnes, semillas... Para poder aprovecharlo, el organismo necesita vitamina E (brotes de soja o trigo).

LA L-CARNITINA de los producto lácteos y de las carnes rojas participa también en el abastecimiento de energía de las células musculares. Puede tomarse en cápsulas, durante el entrenamiento, para eliminar las grasas.

➤ Este efecto anticalórico debe acompañarlo de una alimentación adecuada.

¡No se deje desanimar!

Al principio dará grandes pasos. Una vez pasadas las primeras cuatro semanas, descubrirá que los tejidos se van endureciendo, que la celulitis mejora y que los kilos desaparecen. También puede hacer una parada. El organismo necesita "tomar aliento". Siga entrenando, sin que esto le desconcierte, hasta que alcance la figura deseada.

Poco a poco eliminará esos michelines si queda con alguien para hacer walking con regularidad. Al mismo tiempo, se divertirá.

Su programa de entrenamiento para doce semanas

Semanas 1 a 4

Terreno: caminos llanos en el parque o en el bosque. Nunca sobre el asfalto, ya que esta dura superficie haría que al caminar se le cargara la columna.
Tiempo: 30-45 minutos.
Frecuencia: tres veces por semana.
Pulso: 60-75 por 100 del pulso máximo (220 menos la edad).

Semanas 5 a 8

Terreno: llanos y recorridos con ligeras cuestas.
Tiempo: 45-60 minutos.
Frecuencia: tres a cuatro veces por semana.
Pulso: 60-75 por 100 del pulso máximo.

Semanas 9 a 12

Terreno: combinación de llanos y pequeñas cuestas.
Tiempo: 60 minutos o más.
Frecuencia: tres a cinco veces por semana.
Pulso: 60-75 por 100 del pulso máximo.

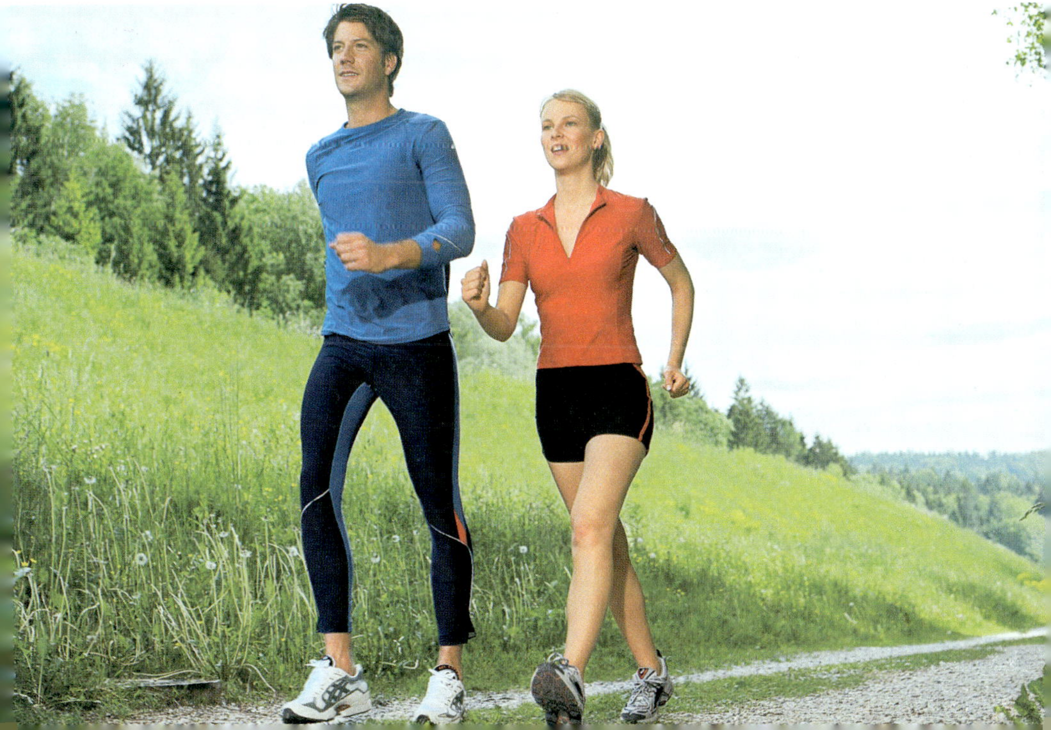

Adiós al estrés

El walking cambia nuestro interior

El walking es idóneo para las personas que sufren estrés y que, en el trabajo, realizan poca actividad física.
Con el movimiento constante, la actividad del metabolismo y el contacto con la naturaleza, el estrés pronto desaparece, y la concentración, al igual que la creatividad, se estimulan. Si entrena con regularidad, en poco tiempo tendrá una agradable sensación, ya que el cuerpo ya habrá segregado endorfina. Esta hormona del bienestar contribuye a que, incluso en situaciones de muchos nervios, no pierda tan fácilmente la calma.

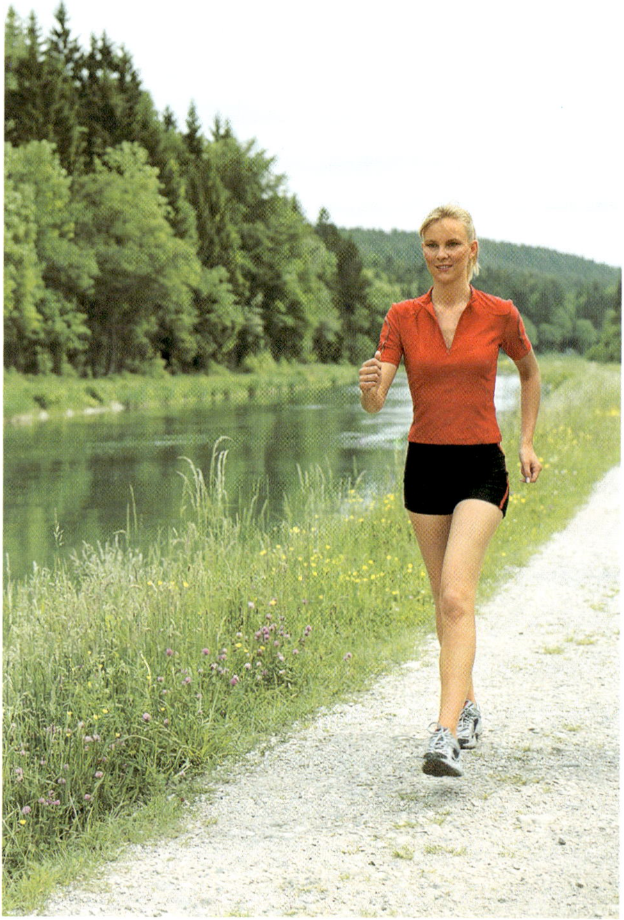

Cuanto más relajado el entorno, más beneficioso será el paseo. Un arroyo tranquilo se convertirá en el compañero ideal en este walking más meditativo.

Su programa de entrenamiento para doce semanas

Semanas 1 a 12

Terreno: caminos llanos en el parque o en el bosque.

Tiempo: 20-35 minutos.

Frecuencia: tres veces por semana.

Pulso: 60-75 por 100 del pulso máximo (220 menos la edad).

El walking, sin estrés

En el día a día tiene que hacer frente a diferentes situaciones que le exigen cada vez más. Su programa de walking para los próximos tres meses debe suponerle exactamente lo contrario: constancia, calma y relax (vea también el zen-walking de la página 27).

➤ Haga walking siempre en paisajes sencillos. Así, dirigirá la atención hacia la respiración profunda y constante. Disfrute de la naturaleza más pura, sin molestos ruidos de tráfico ni de gente, y sin los cascos del walkman.

Placer para nervios y músculos

Este oxígeno campestre, en exceso incluso para una actividad aeróbica (página 6), no sólo libera al cerebro esos pequeños mensajeros de la felicidad (endorfina) que recorren todo el sistema nervioso. El sistema nervioso vegetativo, del que se abusa cuando realizamos grandes esfuerzos en el trabajo o con otros estímulos constantes, se tranquiliza, ya que se llegan a activar menos hormonas del estrés.

La presión psicológica tiene también consecuencias directas sobre el tono muscular: con el movimiento armónico del walking desaparece la tensión muscular. Con esta actividad, se consigue de forma efectiva una mejora emocional y corporal.

consejo:

DEJAR ATRÁS EL JET-LAG

Seguro que ya conoce este problema. Al realizar vuelos largos, el reloj biológico se trastorna. Hasta que su biorritmo se adapta de nuevo a la hora local, pasa los días con un cansancio singular y con cierta tensión interior.

➤ A partir de ahora, el jet-lag le supondrá menos molestias, si ya en el avión cambia el reloj a la nueva hora y si se comporta como si estuviera en el lugar de destino, o sea, esté activo en las horas diurnas y duerma por las noches. Cuando aterrice, cálcese las zapatillas y haga su entrenamiento a la hora habitual. Así dejará atrás el jet-lag fácilmente.

Viajar es especialmente ideal para conocer nuevos recorridos de walking. En muchos hoteles le pueden ofrecer información sobre rutas e incluso mapas para poder ir a practicar este ejercicio.

Buscar, encontrar

Índice alfabético

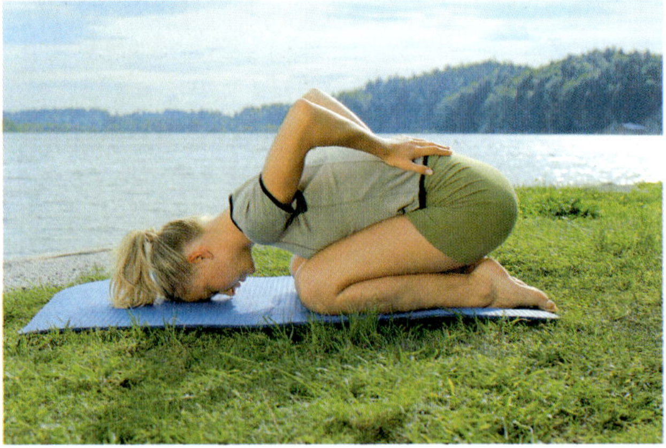

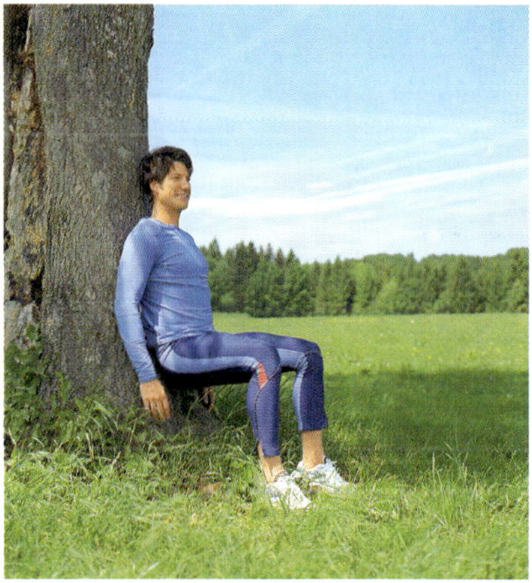

La autora

Margit Rüdiger, nacida en 1955 en Munich, se ha especializado durante muchos años como periodista y como escritora sobre temas de salud y belleza. Algunas de las revistas para las que escribe son *Madame, Elle y Marie Claire,* y ha publicado numerosos artículos de belleza. Desde los veinte años practica el walking y hace ejercicio con regularidad.

Consejo especializado

Jürgen Decrusch, nacido en 1973 en Zurich, está diplomado como profesor de deporte e investigador, y posee la licencia de entrenamiento de las distintas asociaciones deportivas alemanas, como la de atletismo (DLV), la de esquí (DSV), la de tenis (WTB/DTB), la de natación, spinning y la de thai-boe. Como entrenador personal se encarga de altos ejecutivos, estrellas de la televisión y de deportistas de élite. Sus puntos claves son el entrenamiento de resistencia, la pérdida de peso, la rehabilitación y la prevención.

Información útil

Las instrucciones de este libro han sido estudiadas cuidadosamente y han dado buen resultado en la práctica. Sin embargo, se pide al lector de este manual que elija él mismo hasta qué punto quiere usar este libro para incentivar la práctica del walking. El autor y la editorial no se responsabilizan de los resultados.

Fotografías

Producción fotográfica: Andreas Hosch

Otras fotos:
GU (M. Jahreiß): págs. 11, 13;
Ifa-Bilderteam: págs. 6 (Weststock), 19 (Nägele);
Banco de imágenes: pág. 16 (R.v. Petten);
Mauritius (N. Fischer): pág. 34

Créditos

Copyright © EDIMAT LIBROS, S. A.
C/ Primavera, 35
Polígono Industrial El Malvar
28500 Arganda del Rey
MADRID-ESPAÑA

Publicado originalmente con el título Power Walking.
©2002 por Gräfe und Unzer Verlag GmbH, Munich
Derechos de propiedad intelectual de la traducción a español: 2002 © por Edimat Libros

Colección: Sentirse bien
Título: Un cuerpo en forma caminando
Autor: Margit Rüdiger
Traducción realizada por: Traduccions Maremagnum MTM
Impreso por: IBERGRAPHI

ISBN: 84-9764-279-1
Depósito legal: M-29822-2003

IMPRESO EN ESPAÑA – PRINTED IN SPAIN